Birthe Hucke | Mathias Gans

Qualitätsmanagement und Ergotherapie

Neue Reihe Ergotherapie

Herausgeber:
Deutscher Verband der Ergotherapeuten e.V.

Reihe 9: Allgemeine Themen
Band 6

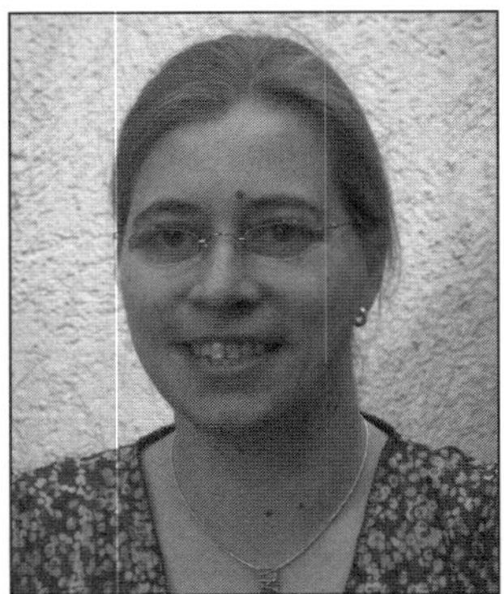

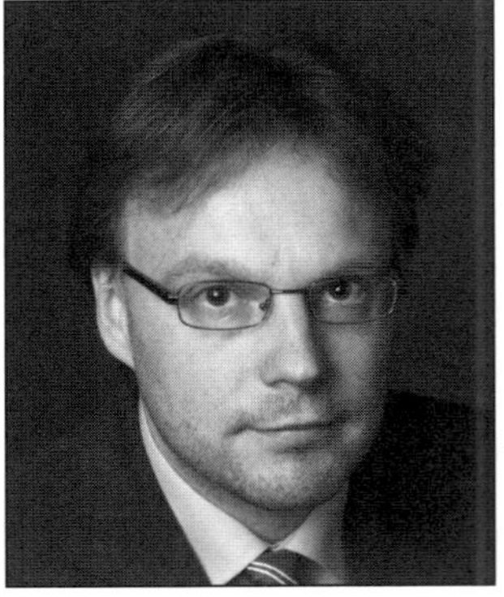

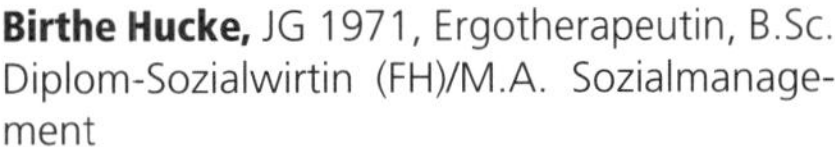

Birthe Hucke, JG 1971, Ergotherapeutin, B.Sc. Diplom-Sozialwirtin (FH)/M.A. Sozialmanagement

nach ihrer Ausbildung zur Ergotherapeutin 1994 arbeitete sie zunächst im Bereich Akut-Neurologie und Neurologische Früh-Reha, bevor sie 2003 die organisatorische Leitung des Reha-Zentrums der BG-Kliniken Bergmannsheil Bochum übernahm. Berufsbegleitend erwarb sie den Bachelor-Abschluss an der FH Hildesheim und ein Diplom und Master-Abschluss für Sozialmanagement an der FH Münster. Seit 2002 ist sie Referentin für die Themengebiete Management, Qualitätsentwicklung, ICF. Für den Deutschen Verband der Ergotherapeuten ist sie seit 2002 im Fachkreis Neurologie und im Forum für Angestellte ehrenamtlich tätig.

Kontakt: birthe.hucke@rub.de

Mathias Gans, JG 1967, Ergotherapeut, Betriebswirt (VWA), Unternehmensberater

nach seiner Ausbildung zum Ergotherapeuten 1994 arbeitete er zunächst in einer psychiatrischen Akutklinik und als Integrationsberater für berufliche Wiedereingliederung. Berufsbegleitend absolvierte er eine Weiterbildung in personenzentrierter Gesprächsführung. 2002–2005 schloss er ein Studium der Betriebswirtschaftslehre mit Schwerpunkt Gesundheitswesen an. Seit 2006 ist er als Unternehmensberater im Gesundheitswesen tätig, seit 2009 selbstständig. Er hält Seminare und Vorträge zu den Themen DRG, Leistungserfassung, Dokumentation, Arbeitsrecht, BWL, Praxisführung, QM. Von 2001–2006 war er Vorstandsmitglied im Deutschen Verband der Ergotherapeuten.

Kontakt: mathias.gans@gansplan.de

Birthe Hucke | Mathias Gans

Qualitätsmanagement und Ergotherapie

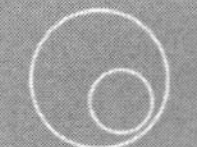

Das Gesundheitsforum

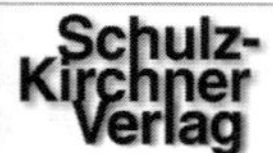

Bibliografische Information der Deutschen Nationalbibliothek
Die Deutsche Nationalbibliothek verzeichnet diese Publikation in der Deutschen Nationalbibliografie; detaillierte bibliografische Daten sind im Internet über http://dnb.d-nb.de abrufbar.

1. Auflage 2009
ISBN 978-3-8248-0638-6
Fachlektorat: Beate Kubny-Lüke
Lektorat: Doris Zimmermann
Layout: Susanne Koch
Titelfoto: © Gautier Willaume – Fotolia.com

Mollweg 2, D-65510 Idstein,
Vertretungsberechtigter Geschäftsführer: Dr. Ullrich Schulz-Kirchner
Druck und Bindung: Rosch-Buch Druckerei GmbH, Bamberger Str. 15
96110 Scheßlitz
Printed in Germany

Als E-Book (PDF) erhältlich unter der ISBN 978-3-8248-0699-7.

Inhalt

„Qualität beginnt beim Menschen, nicht bei Dingen. Wer hier einen Wandel herbeiführen will, muss zuallererst auf die innere Einstellung der Mitarbeiter abzielen."

Philip B. Crosby (*1926)
amerikanischer Unternehmer

1 Einleitung

Qualität, Qualitätssicherung, Qualitätsmanagement oder Qualitätsentwicklung sind Schlagworte, die in den letzten Jahren häufig bzw. vermehrt nicht nur in der Wirtschaft, sondern gerade auch im Bereich sozialer Dienstleistungen und im Gesundheitswesen zu hören sind. Forderungen nach Qualität oder Qualitätssicherung werden formuliert. Qualität ist gefragt und wird hinterfragt. Qualität wird zum Maßstab und Bewertungskriterium erhoben.

Dabei zeigt sich gerade für den Bereich Sozialer Dienstleistungen, wie kompliziert es ist, Qualität zu beschreiben und festzuschreiben. Viele Faktoren, die eine Dienstleistung kennzeichnen, machen eine Definition von dem, was Qualität ist oder sein soll, schwierig und geben damit anscheinend wenige Möglichkeiten für eine zielgerichtete Einflussnahme. Denn Dienstleistungen und insbesondere soziale Dienstleistungen – und somit auch die Ergotherapie – zeichnen sich durch verschiedene Eigenschaften aus (vgl. Bruhn 1997, S. 10ff; Hoeth/Schwarz 2002, S. 12ff; Merchel 2003, S. 33ff), die schon eine objektive Beschreibung und erst recht eine Bewertung problematisch werden lassen.

Zunächst ist die Dienstleistung an sich immateriell, d.h. nicht gegenständlich, und damit nicht einfach greifbar; zudem wird sie in der Regel im Rahmen des Erbringungsprozesses zeitgleich in Anspruch genommen (Uno-actu-Prinzip) und ist somit „verbraucht" und nur noch indirekt über ihre Nachwirkung existent. Die Anwesenheit des Empfängers ist zwingend erforderlich.

Da Personen beteiligt sind, hängen Prozess und Ergebnis von den Kompetenzen und z.B. auch der Motivation aller Beteiligten ab. Jede Dienstleistung ist aufgrund der Personenbeteiligung daher auf gewisse Weise immer individuell, einmalig und nicht wiederholbar. Eine nachträgliche Veränderung ist nicht bzw. nur indirekt und in geringem Maße möglich. Hinzu kommt, dass bei der Bewertung des Ergebnisses der Dienstleistung immer eine subjektive Komponente enthalten ist. Zudem können auch bei den an der Dienstleistung direkt und indirekt Beteiligten (z.B. Leistungsempfänger, Leistungserbringer, Einrichtungsträger, Kostenträger) sehr unterschiedliche und ggf. divergierende Erwartungen bestehen. Auch dass im Bereich Sozialer Dienstleistungen und im Gesundheitswesen in der Regel indirekte Finanzierungsformen zum Tragen kommen, und somit eine unechte Tauschbeziehung zwischen Leistungsempfänger und Leistungserbringer besteht, kann zu Störungen führen bzw. das Verhalten der Beteiligten beeinflussen.

Unter diesen Rahmenbedingungen ist die Auseinandersetzung mit „Qualität" – im Vergleich zu anderen Bereichen, wie z. B. dem produzierenden Gewerbe – deutlich schwieriger und vor besondere Herausforderungen gestellt.

Ungeachtet dessen bleibt das Thema Qualität und Qualitätsentwicklung von großer Relevanz und Aktualität und ist letztlich unumgänglich. Dies zeigt sich auf verschiedenen Ebenen. Zunächst sind in den letzten Jahren rechtliche Anforderungen in Bezug auf Qualität auch im Gesundheitswesen festgeschrieben worden.

Zudem stellt sich gerade im Bereich der Heilmittelerbringung die Frage, ob über Qualität eine Legitimierung der Tätigkeit erreicht werden kann (vgl. Merchel 2001, S. 16f; Stenzel 2004, S. 234). Dabei geht es um den Nachweis von Effektivität, aber auch um Transparenz bezüglich des Aufwands und des Ergebnisses. Aufgrund des ökonomischen Drucks wird der Optimierung durch verbesserte Qualität und einer damit einhergehenden Erhöhung der Wirtschaftlichkeit hohe Bedeutung beigemessen. Diese Aspekte machen eine Auseinandersetzung mit dem Thema Qualität und mit der Frage, wie diese erreicht, umgesetzt oder verbessert werden kann, notwendig und unausweichlich.

Vorliegendes Buch soll Ergotherapeuten* in verschiedenen Arbeitskontexten und Funktionen eine Grundlage zur Auseinandersetzung mit der Thematik Qualitätsmanagement und -entwicklung geben. Mithilfe von Fragerastern, konkreten Handlungsmöglichkeiten und Instrumenten will es eine praktisch anwendbare Orientierung bieten.

In erster Linie richtet es sich an Ergotherapeuten in leitenden Funktionen und Inhaber ergotherapeutischer Praxen. Aber auch Ergotherapeuten in Ausbildung oder Studium oder andere Interessierte können Informationen und Anregungen für ihr Tätigkeitsfeld finden.

* Zur besseren Lesbarkeit wurde die maskuline Form für Therapeuten und Patienten benutzt. Selbstverständlich sind jeweils Personen beider Geschlechter gemeint.

Theorie und Praxis beim Thema Qualitätsmanagement zu verbinden und zu einer erfolgreichen Umsetzung beizutragen, ist unser Wunsch und Ziel. Denn das praktische Tun braucht eine theoretische Fundierung und die theoretische Auseinandersetzung entfaltet ihren Sinn erst in der praktischen Umsetzung.

Dies trifft im Besonderen auf das Thema Qualitätsmanagement und Qualitätsentwicklung zu.

2 Definitionen

Zum Verständnis und für die Auseinandersetzung mit dem Thema Qualität ist es wichtig, sich mit den Definitionen der zentralen Begriffe dieses Themenbereiches zu beschäftigen. Im Einzelnen sollen folgende Begriffe erklärt werden:

- Qualität
- Struktur-, Prozess-, Ergebnisqualität
- Qualitätssicherung – Qualitätsmanagement – Qualitätsentwicklung
- Qualitätsprozess
- Zertifizierung
- Besonderheiten im Gesundheitswesen/Heilmittelbereich/Ergotherapie

2.1 Qualität

Der Begriff **Qualität** kommt aus dem Lateinischen (= qualitas) und bedeutet zunächst „Beschaffenheit“, „Verhältnis“, „Güte“, „Eigenschaft“. Im Rahmen der DIN EN ISO 8402 wird Qualität definiert als

> „die Gesamtheit von Merkmalen einer Einheit bezüglich ihrer Eignung, festgelegte und vorausgesetzte Erfordernisse zu erfüllen.“ (DIN 1995)

Diese Definition kommt aus dem produzierenden Gewerbe. Hier erfolgte bereits Mitte des letzten Jahrhunderts eine intensive Auseinandersetzung mit Qualität. Federführend waren der US-Amerikaner Deming und kurz darauf der Japaner Ishikawa. Für den Dienstleistungsbereich definiert Bruhns (1997, S. 27) Qualität wie folgt:

> „**Dienstleistungsqualität** ist die Fähigkeit des Anbieters, die Beschaffenheit einer primär intangiblen (= nicht berührbar; Anmerkung der Autoren) und der Kundenbeteiligung bedürfenden Leistung gemäß den Kundenerwartungen auf einem bestimmten

Anforderungsniveau zu erstellen. Sie bestimmt sich aus der Summe der Eigenschaften bzw. Merkmale der Dienstleistung, bestimmten Anforderungen gerecht zu werden."

Qualität beinhaltet somit nicht nur eine Summe von Eigenschaften und Merkmalen, sondern auch deren Bewertung, gemessen unter anderem an externen Erwartungen. Qualität ist deshalb in hohem Maße abhängig von Zielen und Erwartungen und damit zunächst sehr variabel.

Typische Schlagworte für das Thema Qualität sind:

- Systematisierung und Standardisierung von Prozessen
- Messbarkeit und Vergleichbarkeit von Ergebnissen
- Effektivität und Effizienz
- Kontinuität
- Planung und Steuerung

Die Bundesärztekammer hat eine Definition von **Qualität in der Medizin** erstellt, die auch in der Ergotherapie ein Bezugsrahmen sein kann:

> „Qualität ist das Maß, in dem gesundheitliche Versorgung von Individuen oder Gruppen die Wahrscheinlichkeit erhöht, dass vom Patienten erwünschte, auf die Gesundheit bezogene Ergebnisse erzielt werden, und zwar in Übereinstimmung mit dem aktuellen Wissen des Berufsstandes." (Haeske-Seeberg 2008, S. 13)

2.2 Struktur-, Prozess-, Ergebnisqualität

Qualitätsmanagement beschäftigt sich mit drei verschiedenen Aspekten von Qualität:

- Strukturqualität
- Prozessqualität
- Ergebnisqualität (vgl. BAR 2005, S. 34f).

Andere Autoren bevorzugen im Zusammenhang mit Dienstleistungen anstelle von Strukturqualität den Begriff Potenzialqualität (vgl. Hoeth/Schwarz 2002, S. 14f; Bruhn 2008, S. 50f).

Um Qualität besser beschreiben und auch die Einflussmöglichkeiten besser erkennen zu können, ist es notwendig, die drei Aspekte von Qualität einzeln zu betrachten und zu analysieren.

Strukturqualität
Sie beschreibt die Leistungsvoraussetzungen. Hierzu gehören neben den zur Verfügung stehenden Mitteln und Ressourcen auch die physische und organisatorische Umgebung. Es geht also um die Rahmenbedingungen, um konkrete Merkmale und Fakten, die die Möglichkeiten und Grenzen der Leistungserbringung festlegen. Dabei werden räumliche, materielle, personelle sowie finanzielle Rahmenbedingungen gleichermaßen betrachtet. Auch externe Einflüsse (z. B. räumliche oder personelle Vorgaben durch Kostenträger) sind hier zu berücksichtigen.

Prozessqualität
Hier werden Abläufe, Verfahren und Handlungsvorgänge erfasst und beschrieben. Es geht also um das „wie" der Umsetzung und die Beschreibung und/oder Festlegung von Vorgehensweisen. Das beinhaltet die Organisation der Abläufe genauso wie die begründete Wahl der Mittel und Methoden sowie die Themen Interaktion und Schnittstellen.

Ergebnisqualität
Hier werden die Auswirkungen der Struktur- und Prozessqualität sichtbar und anhand der definierten Erwartungen und Ziele überprüft. Im Dienstleistungsbereich geht es um die Art und das Ausmaß der Veränderung, die durch die Maßnahme erreicht wurde, und deren Bewertung (z. B.: Ist der Kunde zufrieden? Entspricht das Ergebnis dem festgelegten Ziel?). Die Definition der Ergebnisqualität ist zwingend verbunden mit der Messbarkeit der Ergebnisse. Diese ist eine Notwendigkeit für die Aussage zur Qualität (der eigenen Dienstleistung).

Im Folgenden einige Beispiele, was zu welchem Qualitätsaspekt gehört:

Tab. 1: Beispiele für Struktur-, Prozess- und Ergebnisqualität übertragen auf die Ergotherapie

Strukturqualität	Prozessqualität	Ergebnisqualität
▪ räumliche Ausstattung ▪ Sachausstattung ▪ Öffnungszeiten ▪ Qualifikation der Mitarbeiter ▪ Anzahl der Mitarbeiter ▪ Leistungsangebot ▪ Kooperationspartner ▪ Dokumentation ▪ usw.	▪ Planung, Strukturierung, Ablauf ▪ Standards ↔ Individualität ▪ fachliche und soziale Kompetenzen der Mitarbeiter in der realen Arbeitssituation ▪ Interaktion ▪ Kooperation, Schnittstellen ▪ usw.	▪ Art und Ausmaß der Veränderung im Gesundheitszustand ▪ Ausmaß der Zielerreichung ▪ objektives Ergebnis ▪ subjektives Ergebnis ▪ Anforderungen ▪ Erwartungen ▪ usw.
Für die Ergotherapie bedeutet das beispielsweise:		
▪ Anzahl, Größe und Gestaltung der Räume ▪ barrierefreie Zugänglichkeit ▪ Menge, Zustand und Verfügbarkeit von Therapiematerial ▪ Aus- und Fortbildung der Mitarbeiter, Berufserfahrung ▪ Therapiespektrum, Zusatzleistungen ▪ Einzugsgebiet/Zuweiser/Konkurrenz ▪ usw.	▪ festgelegte Verfahren z. B. bei der Patientenaufnahme, Befundung, Dokumentation etc. ▪ reflektierter Behandlungsprozess ▪ Klientenorientierung ▪ Kontaktfähigkeit der Mitarbeiter, angemessener Umgang mit Nähe und Distanz ▪ Motivation und Ziele aller am Behandlungsprozess Beteiligten (Patient, Therapeut, Angehörige, Arzt, Kostenträger usw.) ▪ systematische und professionelle Kontakte zu Ärzten und Mitbehandlern ▪ usw.	▪ Funktionsverbesserung ▪ Verbesserung von Aktivität und Teilhabe ▪ erhöhte Lebensqualität ▪ realistische Erwartungshaltung ▪ Anpassung der Umwelt ▪ aufgeklärte/informierte Patienten und Angehörige ▪ neue, akzeptierte Lebensinhalte/Rollen/Aufgaben ▪ usw.

Die Einflussnahme in Bezug auf Rahmenbedingungen oder die Koordination von Abläufen (Strukturqualität) ist in der Regel einfacher zu realisieren und gerade große Einrichtungen, die über viele Schnittstellen verfügen, können hiervon profitieren.

Die inhaltliche Ebene der Prozesse (Prozessqualität) und die Ergebnisqualität sind im sozialen Dienstleistungsbereich – und damit auch in der Ergotherapie – sehr viel schwieriger zu erfassen (s. a. Kap. 5 und 6). Da aber die Prozesse in hohem Maße die Ergebnisse bestimmen, sind sie von zentraler Bedeutung. Entsprechend wichtig ist die Auseinandersetzung mit diesen Aspekten im Rahmen des Qualitätsmanagements.

Die hohe Bedeutung der Prozessqualität macht es notwendig, diese besonders in den Blick zu nehmen. Hier sind die Leistungserbringer – die Therapeuten – der wichtigste Faktor. Denn Ziele und Ergebnisqualität sind nur zu erreichen, wenn Mitarbeiter als zentrales Element und Ressource von Dienstleistung und Qualität berücksichtigt werden. Gerade im sozialen Dienstleistungsbereich sind diejenigen, die die Leistung direkt erbringen, von entscheidender Bedeutung für die Qualität (vgl. Hölzle 2006, S. 135; Rosenstiel et al. 2003, S. 476ff; Gutmann/Klose 2005, S. 13f). Es besteht also eine enge Verbindung zwischen Qualitätsmanagement und Personalmanagement.

Aber auch die Leistungsempfänger – die Klienten – haben einen hohen Einfluss auf den Prozess und das Ergebnis, sodass ein klientenorientierter Behandlungsansatz auch aus Qualitätsgründen sinnvoll ist.

Die gewünschten Ergebnisse – die definierte Ergebnisqualität – spiegeln sich in den Zielvorgaben wider. Aufgrund der rechtlichen Vorgaben werden sie zunächst aus der Sicht der Leistungsempfänger (Patient oder Kunde) und der Kostenträger zu berücksichtigen sein.

Die persönlichen Erwartungen der Leistungsempfänger sind entscheidend für die Bewertung der Ergebnisqualität und die daraus resultierende Zufriedenheit oder Unzufriedenheit.

Die Erwartungen der Leistungserbringer (Therapeut, Abteilung, Einrichtung), deren Wertvorstellungen und ethischen Einstellungen sowie die der beteiligten Professionen werden die Definition von Qualität zudem beeinflussen. Alle diese unterschiedlichen Aspekte müssen in die Definition von (Ergebnis-)Qualität einfließen.

2.3 Qualitätssicherung – Qualitätsmanagement – Qualitätsentwicklung

Im Rahmen der rechtlichen Formulierungen im Sozial- und Gesundheitswesen, aber auch im Arbeitsalltag werden verschiedene Begriffe im Zusammenhang mit Qualität verwendet.

Häufig benutzt wird der Begriff der „**Qualitätssicherung**". Auch er entstammt dem produzierenden Gewerbe. Dort werden unter Qualitätssicherung die Maßnahmen verstanden, die dazu führen, dass Produkte ohne Mängel sind, damit es nicht zu Reklamationen durch den Kunden kommt (vgl. Ziegenbein 2001, S. 250). Letztlich geht es also darum, das definierte Qualitätsziel sicher und verlässlich zu erreichen.

Insbesondere im Arbeitsalltag findet sich häufig der Begriff „**Qualitätsmanagement**", der in der Regel zusammenfassend alle strukturierten und gezielten Tätigkeiten und Maßnahmen bezüglich der Qualität eines Produktes oder einer Dienstleistung meint.

Der Begriff „**Qualitätsentwicklung**" verbindet Qualitätssicherung und Qualitätsmanagement. Qualitätsentwicklung ist als Teil der Organisationsentwicklung zu verstehen. So soll im Sinne von kontinuierlicher Weiterentwicklung und Verbesserung nicht nur ein bestimmtes Mindestmaß von Qualität erreicht oder gehalten werden, sondern es soll mit zielgerichteten, strukturierten, systematischen und kontinuierlich auf die Zukunft gerichteten Maßnahmen die Qualität verbessert werden. Mit diesem Verständnis von Qualitätsentwicklung ist verbunden, dass die jeweiligen komplexen Systemzusammenhänge sowie die äußeren Entwicklungsperspektiven berücksichtigt werden sollen und müssen.

Auch für Qualitätsentwicklung ist es eine notwendige Voraussetzung, festzulegen, was unter Qualität verstanden werden soll. Qualität wird dabei aber nicht als etwas Statisches betrachtet. Entsprechend muss die Definition, was unter (der eigenen) Qualität verstanden wird, immer wieder aktualisiert und adaptiert werden. Qualitätsentwicklung ist eine auf Dauer angelegte Maßnahme, die kontinuierliche Veränderungsschritte beinhaltet, die sich an den Zielen, Rahmenbedingungen und den Möglichkeiten der Organisation orientieren.

Die Steuerbarkeit dieses Prozesses ist beschränkt und wird stark von allen beteiligten Personen geprägt und beeinflusst. Qualitätsentwicklung in diesem Sinne muss sich daher um eine enge Verzahnung mit dem Bereich Personalmanagement und Personalentwicklung bemühen. Zu berücksichtigen ist, dass es, je komplexer und größer eine Organisation ist, auch zu unterschiedlichen Entwicklungen oder unterschiedlichem Entwicklungstempo innerhalb einer Organisation kommen kann. Hier ist die Aufmerksamkeit von Leitungen und Bereichsleitungen gefordert, die Gesamtorganisation im Blick zu behalten.

Der Vorteil, den diese Art der Qualitätsentwicklung verspricht, ist, dass sie eine Akzeptanz und Unterstützung durch die Mitarbeiter erfährt, angemessen für den jeweiligen Bereich abläuft und so nachhaltig wirksam ist.

2.4 Qualitätsprozess

Qualitätsentwicklung bzw. Qualitätsmanagement ist als **kontinuierlicher Prozess** zu verstehen. Dieser unterteilt sich in verschiedene Phasen, die sich in leichten Variationen in verschiedenen Konzepten und Systemen zum Qualitätsmanagement oder in Zertifizierungsverfahren wiederfinden. Folgende Abbildung stellt den kontinuierlichen Verbesserungsprozess dar:

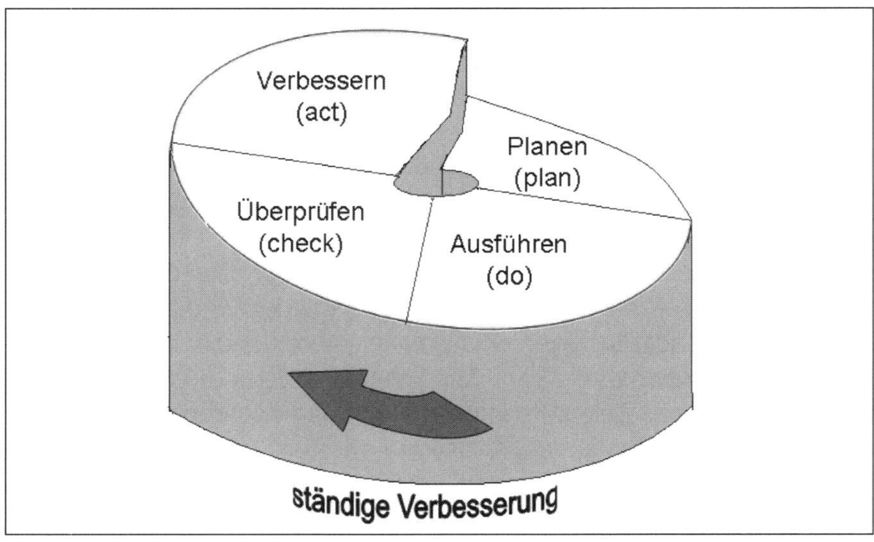

Abb. 1: Qualitätszyklus/P-D-C-A-Zyklus

Dieser Zyklus ist „gedanklich" unendlich und soll dabei zu einer fortwährenden Verbesserung führen; bildlich ist er also als kontinuierliche Aufwärtsspirale zu verstehen.

Auf jede Phase folgt zwingend die nächste.

- plan: Im Bereich der Planung erfolgt die Zielformulierung,
- do: es folgt die Umsetzung,
- check: die dann kontrolliert wird, inwiefern sie dem Ziel entspricht,
- act: woraus sich dann Veränderungen und Verbesserungen ergeben können, die eine neue Planung ergeben.

→ Der Zyklus beginnt von Neuem.

2.5 Zertifizierung

Gesundheitseinrichtungen bemühen sich häufig aufgrund rechtlicher Verpflichtungen im Rahmen von Qualitätsanforderungen um ein Qualitätszertifikat. Diese Zertifikate werden als Nachweis eines erfolgreich eingeführten Qualitätsmanagementsystems vom Gesetzgeber anerkannt. Unter Zertifizierung versteht man ein strukturiertes **Verfahren zur Überprüfung des Qualitätsmanagements bzw. der Qualitätsmanagementmaßnahmen.**

Es erfolgt eine **externe Bewertung**, z. B. durch Überprüfung schriftlicher Unterlagen und/oder durch Inspektion vor Ort durch eine qualifizierte bzw. autorisierte Stelle. Wenn das Ergebnis den Vorgaben entspricht, wird ein befristet gültiges Zertifikat erteilt. Je nach Zertifizierungsverfahren unterscheiden sich die Maßgaben erheblich (s. a. Kap. 7).

Mit einem Zertifikat wird die Qualität nicht direkt beurteilt, sondern nur indirekt über die Beurteilung der Qualitätsmanagementmaßnahmen.

Ein Zertifikat ist auch ein **Marketinginstrument.** Dem potenziellen Kunden wird damit gezeigt, dass die Dienstleistung bestimmten externen (Qualitäts-)Kriterien entspricht, der Kunde hat somit eine erhöhte Sicherheit, dass er eine Dienstleistung in definierter Qualität erhält.

2.6 Besonderheiten im Gesundheitswesen/ Heilmittelbereich/Ergotherapie

Im Gesundheitswesen und damit auch in der Ergotherapie kommt gerade bei der Auseinandersetzung mit dem Thema Qualität die aktuell schwierige Finanzierungssituation hinzu. Sie beeinflusst in weiten Teilen die Diskussion um das Thema Qualität.

> „Die Krankenkassen müssen künftig aus Finanznot Klinikleistungen so billig wie möglich einkaufen. Qualitätskontrollen der Krankenkassen sollen den allzu forschen Einsparungswillen auf Kosten der Qualität bremsen." (Riegl 2000, S. 439)

Gerade die ökonomischen Rahmenbedingungen erfordern also eine Auseinandersetzung mit Qualität, wobei die fachlichen Aspekte darüber nicht vernachlässigt werden dürfen. Denn aufgrund des ökonomischen Drucks steht automatisch die Frage im Raum, was und in welchem Maße überhaupt notwendig (und damit zu bezahlen) ist. Es geht hier also nicht so sehr um „gute Qualität", sondern vielmehr um „minimal notwendige Qualität" und das Verhältnis zu den Kosten, die sie verursacht. Es ist Aufgabe der jeweiligen Professionen, ihre fachlichen Qualitätsansprüche zu definieren und damit deutlich zu machen, wann die „minimal notwendige Qualität" unterschritten wird.

Unabhängig von den ökonomischen Rahmenbedingungen ist auch auf der inhaltlichen Ebene im Gesundheitswesen, und so auch in der Ergotherapie, die Beantwortung der Frage nach dem, was Qualität ist, mit Schwierigkeiten verbunden. Eine konkrete und adäquate Definition liegt hier nicht vor. Die WHO (Rychlik 1999, S. 10) nennt folgende Aspekte von Qualität in der Krankenbehandlung:

- hohes Ausmaß an Professionalität
- effizienter Ressourceneinsatz
- minimierte Restrisiken für die Patienten
- hohe Patientenzufriedenheit
- medizinisch gutes Ergebnis.

Da alle Faktoren einer kontinuierlichen Veränderung unterliegen, kann Qualität keine absolute Größe sein. Rychlik (1999, S. 10) entwickelt aus den WHO-Kriterien folgende Definition für Qualität im Krankenhaus:

„Qualität im Krankenhaus umfasst alle Teilleistungen, die mit hoher Professionalität erbracht werden und auf einen maximalen Behandlungserfolg mit minimalem Restrisiko entsprechend dem aktuellen medizinischen Standard unter Berücksichtigung eines effizienten Einsatzes der vorhandenen Ressourcen gerichtet sind und die Erwartungen der Patienten umfassend erfüllen."

Damit beschreibt er aber letztlich nur, welche Komponenten für Qualität berücksichtigt werden sollen. Rychlik fordert darauf aufbauend, Qualität prospektiv, also von Beginn der Leistungserstellung an, zu erbringen, und nicht erst am Prozessende die Korrektur von Fehlentwicklungen zu versuchen – zumal diese Korrektur nur bedingt möglich und mit hohem Aufwand verbunden ist.

Das US-amerikanische Institut of Medicine definiert Qualität im Gesundheitswesen wie folgt (ZVK 2005, III 1-2):

Qualität ist „das Ausmaß, in dem Gesundheitsleistungen für Individuen und Populationen die Wahrscheinlichkeit erwünschter gesundheitlicher Behandlungsergebnisse erhöhen und mit dem gegenwärtigen professionellen Wissensstand übereinstimmen."

Hier wird Qualität als Orientierung am Ergebnis und an den Zielen sowie dem aktuellen Kenntnisstand verstanden. Die Zufriedenheit des Patienten mit dem Behandlungsergebnis wird nicht berücksichtigt.

Bei Berücksichtigung der Patientenzufriedenheit in der Ergebnisbewertung muss bedacht werden, dass diese Beurteilung durchaus mit Schwierigkeiten verbunden ist. Denn durch die persönlichen Erwartungen und Umstände des jeweiligen Patienten entstehen sehr unterschiedliche und subjektive Ergebnisbewertungen. In der Regel erwartet der Patient von einer Behandlung eine Zustandsverbesserung, aber selbst die ist – je nach Diagnose und Ausgangslage – nicht immer zu erreichen, was die Bewertung des Behandlungserfolges möglicherweise verzerrt. Zudem unterliegt die Bewertung häufig Schwankungen und ist nicht immer konstant. Auch die Servicequalitäten sind für Patienten wesentlich besser sichtbar und leichter zu fassen, sodass diese einen verhältnismäßig starken Einfluss auf die Gesamtbewertung nehmen, der aus fachlicher Sicht häufig als nicht angemessen betrachtet wird (Beispiel: Ein modern eingerichtetes Wartezimmer und kostenlos ausgeschenkter Kaffee können zu einer sehr positiven Bewertung führen – auch wenn die Therapie wirkungslos geblieben ist.).

Dennoch ist es zwingend notwendig, die Erwartungen und die Beurteilungen des Patienten zu erfragen und zu berücksichtigen, gegebenenfalls auch die der Angehörigen. Es gilt nach objektivierbaren Indikatoren zu suchen. Knon und Goerig (2004, S. 14) schlagen hier folgende vor:

- Versorgungsergebnis bei Entlassung (im Vergleich zur Aufnahme und im Vergleich mit publizierten Versorgungsleistungen anderer) und auf Dauer
- Emotionale Zufriedenheit des Patienten und des Kontaktpersonals (z. B. durch Patienten- oder Mitarbeiterbefragungen)

Diese Kriterien führen zu einer weiteren Komponente: die der Mitarbeiterzufriedenheit. Hier wird der Bedeutung der Mitarbeiter bei sozialen Dienstleistungen Rechnung getragen mit der These, dass die Zufriedenheit der Mitarbeiter zu Motivation und Engagement führt und daher für die inhaltliche Qualität der Arbeit wichtig ist.

Trotz aller Schwierigkeiten Qualität zu definieren, ist die Definition doch notwendig für alle weiteren Fragen der Qualitätsentwicklung. Allgemeingültige Definitionen liegen nicht vor und scheinen auch nicht sinnvoll. Im Gegenteil muss die Frage, was Qualität ist oder sein soll, für jede Einrichtung und jeden Arbeitsbereich individuell unter Berücksichtigung rechtlicher Forderungen entschieden werden und die Indikatoren müssen entsprechend festgelegt werden. Die oben beschriebenen Ansätze und Überlegungen können hier eine Hilfestellung geben oder einen Bezugsrahmen darstellen.

Bisher gibt es nur sehr wenige Informationen zum Thema Qualität im konkreten Zusammenhang mit Ergotherapie. Auch bei den anderen Heilmittelerbringern sieht es ähnlich aus. Wenn auch vom Grundsatz her die Relevanz des Themas Qualitätsentwicklung im Heilmittelbereich durch verschiedene Veröffentlichungen bestätigt wird, ist in der Praxis eher wenig davon zu bemerken. Hinzu kommt, dass die verschiedenen Begriffe (Qualitätssicherung, Qualitätsentwicklung, Qualitätsförderung u. ä.) recht diffus und wechselnd verwendet werden.

Für die Ergotherapie im Krankenhaus ist es bis heute eher üblich, als Teilbereich der Krankenhausversorgung, z. B. durch die Einführung eines Qualitätsmanagementsystems oder eines Zertifizierungsverfahrens, mit dem Thema konfrontiert zu werden. Eine eigenständige Auseinandersetzung mit Qualitätsentwicklung im praktischen Arbeitszusammenhang findet noch selten statt.

Beispielhaft ist hier die Aussage von Gans (2004, S. 237) zu sehen: „Bietet ein Krankenhaus seinen Patienten die Leistung Ergotherapie im Rahmen der Krankenhausbehandlung an, so ist diese Teil der umfassenden Behandlung. Dementsprechend gibt es kein Qualitätsmanagementsystem für die ergotherapeutische Abteilung, sondern für das Krankenhaus als Ganzes und hier ist dann die ergotherapeutische Abteilung eine Prozesseinheit/ein Behandlungsaspekt (...). Sie wird an einem QM-System teilnehmen, sollte das Krankenhaus eines einführen."

Daher ist die Ergotherapieabteilung von Qualitätsentwicklungsmaßnahmen eher betroffen, als dass sie aktiv an gezielten und strukturierten Maßnahmen beteiligt wird oder sie selbst entwickelt.

Wenn es darum geht, neben der Beteiligung an den einrichtungsübergreifenden Qualitätsmaßnahmen, bereichsspezifische Ansätze von Qualitätsentwicklung umzusetzen, gibt es häufig folgende Probleme:

- Die Notwendigkeit der Auseinandersetzung mit dem Thema Qualität wird nicht wahrgenommen bzw. unterschätzt oder wird vom „Alltagsgeschäft" verdrängt.
- Es fehlen Leitungsstrukturen und -kompetenzen in Bezug auf die Ergotherapieabteilung.
- Die Organisation der Ergotherapieabteilung eines Krankenhauses läuft quer zu den übrigen zentralen Strukturen (d. h. medizinischen Fachdisziplinen und pflegerischen Einheiten), sie ist Dienstleisterin für die übrigen Bereiche und somit mit sehr vielen Schnittstellen konfrontiert. Einerseits erschwert dieses die Qualitätsentwicklung, andererseits macht es Qualitätsentwicklung aber gerade notwendig und verspricht sehr positive Effekte, wenn sie betrieben wird.

Gerade in stationären Versorgungsstrukturen, wo die Ergotherapie eine (kleine) Teilleistung in der Gesamtbehandlung eines Leistungserbringers (z. B. Krankenhaus) darstellt, kann es für die ergotherapeutische Abteilung sinnvoll und richtig sein, sich dem Thema Qualitätsentwicklung ohne den Überbau eines Qualitätsmanagementsystems zu nähern (s. Kap. 9).

Im ambulanten Bereich der Ergotherapie wird das Thema Qualität bereits intensiver bearbeitet, da es hier wiederum rechtliche Forderungen zu erfüllen gilt („Beteiligung an Qualitätssicherungsmaßnahmen" gemäß SGB V § 125).

Hierzu wurde von der Bundesarbeitsgemeinschaft der Heilmittelverbände (BHV) als Hilfestellung auch ein Zertifizierungsverfahren für Heilmittelpraxen entwickelt (s. Kap. 7). Träger ist das Institut für Qualitätssicherung in der Heilmittelversorgung (IQH). Im Vergleich zu Krankenhäusern ist die Zertifizierung für Heilmittelpraxen weniger aus rechtlichen Gründen interessant (so weit gehen die Forderungen an Praxen noch nicht), sondern eher aus Gründen des Marketings oder der Effizienz. Das Instrument des Zertifizierungsverfahrens bedeutet, dass eine Systematisierung und Strukturierung von Abläufen in Praxen erfolgt, die es davor meist nicht gab und die heute (teilweise aufgrund ökonomischen Drucks) als relevant und notwendig gesehen werden. Die Auseinandersetzung mit Qualität bedeutet für Praxen häufig eine Auseinandersetzung mit Managementaufgaben an sich. Dies wurde bisher häufig vernachlässigt.

Für Therapeuten ist die Beschäftigung mit dem Thema Qualität derzeit noch recht ungewohnt. Das Interesse und die entsprechenden Kompetenzen dafür sind zudem nicht unbedingt gegeben, sondern müssen erst aufgebaut werden.

Das Thema Qualitätsentwicklung und -management wird zurzeit nur im Rahmen von Managementfortbildungen für Therapeuten oder in Form kurzer Vorträge oder Workshops auf Kongressen und ähnlichen Veranstaltungen behandelt. Interessierte Therapeuten nehmen häufig Angebote von Anbietern wahr, die für die Heilmittelerbringer erst einmal fachfremd sind, wie z. B. die der Industrie- und Handelskammer.

Zusammenfassend bleibt festzuhalten, dass bei der Auseinandersetzung mit Qualität

- immer eine Festlegung dessen, was jeweils Qualität ausmacht bzw. ausmachen soll, erfolgen muss
- und definiert werden muss, wie diese dann bewertet werden kann.

Nur dann wird der abstrakte Begriff Qualität zu einer Größe, mit der im Arbeitsalltag gearbeitet werden kann. Zudem muss das Ziel von Qualität und damit auch von Qualitätsentwicklung definiert sein.

Qualitätsverbesserung an sich ist kein Ziel. Qualitätsentwicklung ist ein fortlaufender Prozess und kann nicht isoliert betrachtet werden, sondern bedarf einer engen Verbindung zur Organisations- und Personalentwicklung.

3 Ziele und Aufgaben des Qualitätsmanagements

Bei den Aufgaben und Zielen des Qualitätsmanagements geht es um die Frage, warum es sich lohnt, bzw. warum es notwendig ist, sich mit Qualitätsmanagement auseinanderzusetzen.

Im Vordergrund steht in der Regel das Ziel der **Leistungsverbesserung.** Das Produkt bzw. die Dienstleistung soll von höherer Qualität sein oder mit weniger Aufwand erstellt werden können. Es muss Transparenz hergestellt werden, damit die Zusammenhänge und Wechselwirkungen dessen, was Qualität beeinflusst, verstanden und beeinflusst werden können.

Zu Beginn muss eine **Analyse** erfolgen, in der festgestellt wird, was in welcher Weise und in welchem Maße die Qualität beeinflusst. Für die Ergotherapie bedeutet das, dass

- zum einen die Rahmenbedingungen kritisch zu betrachten sind, unter denen die Therapie stattfindet. Welche sind es? Und welche lassen sich beeinflussen oder verändern?
- zum anderen sollten aber auch die Prozesse oder die Interaktionskompetenzen von Mitarbeitern betrachtet werden. Gibt es standardisierte Abläufe für wiederkehrende Tätigkeiten oder handhabt es jeder Therapeut unterschiedlich? Welcher Mitarbeiter hat welche Stärken oder besondere Kompetenzen? Gibt es Schwächen, die immer wieder zu Problemen führen?

Ein weiterer Aspekt im Hinblick auf eine Leistungsverbesserung ist, die **Potenziale,** die vorhanden sind, tatsächlich zu nutzen und Fehler zu vermeiden.

- Wie lassen sich die Kompetenzen der Mitarbeiter sinnvoll einsetzen und über die einzelne Therapiesituation hinaus nutzen?
- Wie können die Stärken einzelner Mitarbeiter bei der Zuordnung von Patienten genutzt werden?
- Welchen Schwächen kann man durch Fortbildung oder gezielte Arbeitszuteilung entgegenwirken?
- Wo ist es hilfreich, über klare Strukturen oder Hilfsmittel, wie z. B. Checklisten, Abläufe zu klären und zu vereinfachen?

Mittelfristig ist ein wichtiger Aspekt, **Trends und Entwicklungen** frühzeitig zu erkennen und sie in den Arbeitsalltag gezielt und systematisch zu integrieren. Damit kann verhindert werden, dass das eigene Handeln rein reaktiv ist. Es gilt, wichtige, sich anbahnende Veränderungen zu erkennen und frühzeitig zu agieren. Hierbei können folgende Fragen zielführend sein:

- Welche Entwicklungen in der Gesundheitspolitik zeichnen sich ab?
- Welche strukturellen und personellen Veränderungen in der Einrichtung kommen auf uns zu?
- Entspricht das Leistungsspektrum auch zukünftigen Anforderungen oder gibt es weitere Möglichkeiten, die bisher noch nicht ausgeschöpft wurden?

Bei jeder Überlegung zum Erreichen von Leistungsverbesserungen muss neben den inhaltlichen Fragen auch der zu erwartende Aufwand beurteilt werden. Der notwendige Aufwand sollte dabei in einem ausgewogenen Verhältnis zum Ergebnis stehen. Was das für die einzelne konkrete Maßnahme bedeutet, muss vorab definiert werden.

Ein weiteres zentrales Anliegen von Qualitätsmanagement ist die gezielte **Berücksichtigung der Bedürfnisse Dritter.**

Dabei sind zwei Blickrichtungen wichtig: Zum einen muss sich der Blick nach außen auf die Klienten richten. Ihre Erwartungen beeinflussen in hohem Maße ihre Zufriedenheit mit einem Produkt oder einer Dienstleistung.

Zum anderen muss sich der Blick nach innen, zu den Mitarbeitern, wenden, weil die Mitarbeiter als die eigentlichen Leistungserbringer der Therapie einen wesentlichen Anteil am und Einfluss auf den Erfolg der Dienstleistung haben. Letztlich sollen im Rahmen des Qualitätsmanagements jedoch alle am Prozess Beteiligten berücksichtigt werden – bis hin zur Gesellschaft. Es ist also zu klären, wer die Beteiligten konkret sind: Patienten, Therapeuten, Angehörige, zuweisende Ärzte, therapeutisches Team, Kostenträger usw. Welche Bedürfnisse und Erwartungen bringen sie jeweils mit? Welche sind angemessen und realistisch? Welche bedürfen der Klärung?

Betrachtet man Qualitätsmanagement aus übergreifender Perspektive, geht es sowohl bei der Leistungsverbesserung als auch bei der Berücksichtigung der Bedürfnisse Dritter um die **Existenzsicherung** der Einrichtung bzw. Abteilung – und damit auch um die Arbeitsplatzsicherung der Mitarbeiter.

Es soll also ein funktionierendes, verlässliches und zukunftsfähiges System zum Nutzen aller Beteiligten entstehen und bestehen bleiben.

Konkret bedeutet Qualitätsmanagement, ein gezieltes und systematisches Verfahren zu etablieren und kontinuierlich zu erhalten, damit geregelt ist,

- wer,
- was,
- wann,
- wo und womit tut
- und mit welcher Zielrichtung das geschieht,

um so für eine vorausschauende Steuerung des Unternehmens zu sorgen.

Qualitätsmanagement bietet dem Unternehmen bzw. der Abteilung zudem die Möglichkeit, die Entwicklung und Veränderung innerhalb eines Zeitraumes oder im Vergleich von Zeiträumen (z. B. 2008 zu 2009) darzustellen und zu überprüfen.

Darüber hinaus ist aber auch ein Vergleich mit anderen Unternehmen oder Abteilungen möglich **(Benchmarking)**, sodass die eigene Qualität und Leistungsfähigkeit im Verhältnis zu anderen Unternehmen betrachtet und bewertet werden kann. So lassen sich Verbesserungsmöglichkeiten entdecken oder Stärken ausbauen.

4 Chancen des Qualitätsmanagements

Aufgrund der rechtlichen Rahmenbedingungen ist die Auseinandersetzung mit Qualität und Qualitätsentwicklung mittlerweile für viele Einrichtungen im Gesundheitswesen Pflicht. Für jeden Leistungserbringer gilt es zu analysieren, welche Verpflichtungen er zu erfüllen hat (s. a. Kap. 8). Daher muss sich jede Einrichtung die Frage stellen, wie sie die Anforderungen inhaltlich sinnvoll und wirtschaftlich erfolgreich erfüllen kann. Dabei bietet gerade die Auseinandersetzung mit der eigenen Qualität, egal ob gesetzlich dazu verpflichtet oder freiwillig durchgeführt, die Chance zur eigenen Verbesserung – auch im Hinblick auf den wirtschaftlichen Erfolg.

Betrachtet man die Chancen, die mit Qualitätsmanagement verbunden sind, lassen sich je nach Blickwinkel verschiedene Möglichkeiten darstellen:

Aus der Perspektive der **Einrichtung** stehen folgende Aspekte im Vordergrund:

- mehr Transparenz und Klarheit der Strukturen und Prozesse
  Wenn die Strukturen und Prozesse nachvollziehbar und verständlich sind, ist eine Steuerung oder Veränderung zum einen leichter möglich, zum anderen werden die Abläufe unabhängiger von den beteiligten Personen. So sind z. B. auch Vertretungssituationen oder Personalwechsel mit weitaus weniger Nebenwirkungen umzusetzen. Zudem sind klare Prozesse die Grundlage, um zu überprüfen, ob die Prozesse optimal funktionieren oder ob es noch Verbesserungspotenzial gibt.
- Verbesserung von Arbeitsabläufen und Prozessen
  Bei sich wiederholenden Arbeitsabläufen ist es sinnvoll, Standards und Routinen zu entwickeln, die für den optimalen Ablauf eines Prozesses sorgen. So wird keine Energie damit verschwendet, „das Rad immer wieder neu zu erfinden", und es wird sichergestellt, dass alle relevanten Aspekte berücksichtigt werden und nichts vergessen wird. Wie differenziert eine Festlegung erfolgt, muss dabei nach dem Kosten-Nutzen-Prinzip abgewogen werden. Auch müssen die Prozesse regelmäßig hinterfragt werden, ob sie noch angemessen und optimal sind.

Dann sind Standards und Routinen eine Entlastung und sorgen für Zuverlässigkeit. Bei der Analyse und Beschreibung der Prozesse werden zudem die Schnittstellen sichtbar. Es erfolgt eine verbindliche Klärung der Zuständigkeiten. Dies ist eine wichtige Grundlage für eine harmonische und sachbezogene Zusammenarbeit.

- Transparenz der Möglichkeiten verschiedener Arbeitsbereiche bis hin zur Legitimation
  Eine Klärung der Aufgabenbereiche für die verschiedenen Arbeitsbereiche führt dazu, dass es weniger Schnittstellenprobleme gibt, weil die Diskussion um Zuständigkeiten nicht immer wieder neu geführt werden muss. Zudem verdeutlicht ein Qualitätsmanagement, welchen Anteil und welche Bedeutung der eigene Arbeitsbereich für das Unternehmensziel hat. So kann die Notwendigkeit des Arbeitsbereichs und seiner Erfordernisse (z. B. an Personal) intern legitimiert werden.
- Beteiligung der Mitarbeiter an Veränderungsprozessen
  Eine Beteiligung der Mitarbeiter an Veränderungsprozessen bedeutet in der Regel, dass frühzeitig Bedenken und Sorgen geklärt und – soweit möglich – wesentliche Bedürfnisse der Mitarbeiter berücksichtigt werden können. Dies kann mögliche Widerstände reduzieren. Außerdem ist derjenige, der einen Prozess mitgestalten kann, eher bereit, die Veränderungen im positiven Sinn umzusetzen und zu kommunizieren. So entsteht auch eine größere Identifikation mit der Einrichtung und mehr Verantwortlichkeit für die (eigene) Tätigkeit. Außerdem ist die Beteiligung der Mitarbeiter an Veränderungsprozessen eine Chance, die Kompetenzen, Ressourcen und auch die Erfahrungen der Mitarbeiter zu nutzen, denn diese kennen die Abläufe am besten und können einschätzen, welche Folgen welche Veränderungen mit sich bringen. Veränderungen, die durch die Mitarbeiter initiiert oder zumindest mitgestaltet werden, haben in der Regel ein besseres Verständnis des Gesamtprozesses bis zu den Unternehmenszielen zur Folge. Die Integration von Mitarbeiterideen in Veränderungsprozesse signalisiert auch eine Wertschätzung der Mitarbeiter, die zu höherer Arbeitsmotivation führen kann.
- frühzeitige Integration von Entwicklungen und Veränderungen
  Hilfreich ist es, vorausschauend die Entwicklungen und Veränderungen im Blick zu behalten. Es ist in der Regel sehr viel einfacher, sich mit einem entsprechenden zeitlichen Vorlauf auf Veränderungen einzustellen und in Ruhe zu überlegen, wie sie am besten in das System

integriert werden können, als vor vollendeten Tatsachen zu stehen und ad hoc reagieren zu müssen. So lassen sich mögliche Auswirkungen auf Abläufe und Bedarfe abschätzen und es erfolgt eine gesteuerte Umsetzung. Zudem bietet sich so ggf. ein Marktvorteil, wenn im Vergleich zu anderen Einrichtungen frühzeitig Anforderungen oder auch Angebote gestaltet werden können.

- Erfüllung rechtlicher Anforderungen
  Neben den inhaltlichen Aspekten ist Qualitätsmanagement inzwischen auch aufgrund der rechtlichen Anforderungen notwendig (s. a. Kap. 8)
- Kundenbindung
  Wenn die Inhalte und Abläufe für die Klienten, d. h. sowohl die Patienten als auch die Zuweiser (Ärzte) und die Kostenträger, verständlich sind und sie auch den konkreten Nutzen wahrnehmen können, werden sie auch künftig Leistungen in Anspruch nehmen bzw. in ihrem jeweiligen Umfeld positiv von der Einrichtung berichten.
- Sicherung der Existenz der Einrichtung bzw. Abteilung
  Durch die inhaltlichen Verbesserungen (Professionalisierung) und die Transparenz, die den Nutzen der Einrichtung bzw. Abteilung nach außen darstellt, ist es möglich, dass Qualitätsmanagementmaßnahmen so einen Beitrag leisten, die eigene Existenz zu begründen (Legitimation) und zu sichern.

Aus der Sicht der **Mitarbeiter** stehen folgende Aspekte im Vordergrund:

- Klarheit in Bezug auf Aufgaben und Zuständigkeiten
  Nur wer seine Aufgaben und Zuständigkeiten kennt, kann seine Arbeit verantwortungsvoll erledigen und die Erwartungen erfüllen. Mit einer Klärung der Aufgaben erhält der Mitarbeiter auch Sicherheit in Bezug auf seinen Handlungsspielraum. Es kann zudem sichergestellt werden, dass die Anforderungen an den Mitarbeiter mit seinen Kompetenzen zusammenpassen, bzw. es wird geklärt, wo Förderbedarf besteht. Klarheit in Bezug auf die Aufgaben und Zuständigkeiten ist hilfreich für einen sachlichen Umgang insbesondere an Schnittstellen.
- Einflussmöglichkeit bei Veränderungsprozessen
  Die Erfahrungen der Mitarbeiter in der täglichen Arbeit machen sie zu Experten für ihren Arbeitsbereich, sodass sie wertvolle und sinnvolle Beiträge und Anregungen bei Veränderungen geben können. Die Beteiligung an Veränderungsprozessen bedeutet, die eigene Fachkompetenz und die Erfahrungen mit einbringen zu können und so die

Veränderungen sinnvoll und zielgerichtet mitzugestalten. Insbesondere fachliche Anforderungen oder Grenzen in der praktischen Umsetzbarkeit können so kommuniziert werden und haben die Chance, in Zukunft (mehr) Berücksichtigung zu finden.

- Reflexion der Tätigkeit
  Unter dem Blickwinkel der Ergebnisqualität bietet sich die Chance, die eigene Tätigkeit zu überprüfen und zu reflektieren. Damit ist ein Sammeln von Erfahrungen und Lernen möglich, sodass die eigenen Kompetenzen weiterentwickelt und erfolgreiche Maßnahmen in Zukunft vermehrt genutzt werden können. So ist eine kontinuierliche Weiterentwicklung der eigenen Fähigkeiten sichergestellt.
- Sicherung des Arbeitsplatzes
  Wenn den Mitarbeitern bewusst ist, dass Qualitätsmanagementmaßnahmen ein aktiver Beitrag zur Existenzsicherung der Einrichtung sind (s. o.), bestehen auch persönliches Interesse und Motivation, sich zur Existenzsicherung an den Maßnahmen zu beteiligen. Denn ohne ihre Beteiligung ist keine kontinuierliche Qualitätsverbesserung zu erwarten.

Aus der Sicht der **Patienten bzw. Klienten** stehen folgende Aspekte im Vordergrund:

- Reflexion und Überprüfung der Behandlungsverfahren und -abläufe sowie Sicherstellung zielgerichteter Behandlungsabläufe
  Durchdachte und gesteuerte Behandlungsabläufe, deren Wirksamkeit im Einzelfall kontinuierlich überprüft wird, stellen sicher, dass die Maßnahmen immer den aktuellen Bedürfnissen und Möglichkeiten des Patienten angepasst werden. Es werden nicht einfach eine Entwicklung begleitet oder punktuell Themen bearbeitet, sondern durch gezielte Interventionen werden Entwicklungen unter Berücksichtigung der Gesamtsituation gefördert.
- Anwendung aktueller Behandlungsverfahren (state-of-art)
  Die fachliche und inhaltliche Reflexion der Behandlung bedeutet auch immer eine Überprüfung, inwieweit die Maßnahmen den aktuellen fachlichen Verfahren entsprechen, sodass der Patient sich auf eine entsprechende Behandlung verlassen kann.
- koordinierte Zusammenarbeit aller Beteiligten
  Klare Aufgabenverteilung und Behandlungskonzepte sind die Grundlage dafür, dass alle am Behandlungsprozess Beteiligten zum richtigen

Zeitpunkt die relevanten Informationen bekommen und tätig werden. So kann der nahtlose Übergang zwischen den verschiedenen Bereichen für einen zügigen und effektiven Behandlungsablauf sorgen.

- Beteiligung an der Gestaltung des Behandlungsprozesses
  Das Bewusstsein um die Bedeutung und den Anteil des Patienten am Behandlungsprozess führt zu einer Beteiligung und Einbindung des Patienten in den Behandlungsprozess. Seine Bedürfnisse und Erwartungen werden thematisiert und integriert. Durch Information und Beratung kann er Entscheidungen im Behandlungsplan und -verlauf aktiv mitgestalten.

Aus der Sicht der **Kostenträger** stehen folgende Aspekte im Vordergrund:
Grundsätzlich sind alle Vorteile des Qualitätsmanagements, die für die Patienten bzw. Klienten relevant sind, auch für den Kostenträger von Bedeutung (s. a. Kap. 5 Qualität und Wirtschaftlichkeit). Die Zufriedenheit und ein positives Ergebnis für die Patienten bzw. Klienten sind auch für den Kostenträger wichtig, da dies bedeutet, dass seine Versicherten eine entsprechend qualitativ gute Behandlung erhalten haben. Dies zu gewährleisten, ist letztlich seine sozialrechtliche Aufgabe.

- Sicherstellung eines verlässlichen Qualitätsniveaus
  Systematisches Qualitätsmanagement sorgt dafür, dass ein bestimmtes Qualitätsniveau festgelegt und zuverlässig eingehalten wird. Durch gesicherte Strukturen und Abläufe erfolgt zudem eine kontinuierliche Kontrolle und ggf. Korrektur. Entsprechend kann der Kostenträger vom Leistungserbringer eine bestimmte Menge und Inhalte für seinen Versicherten erwarten.
- Sicherstellung eines Leistungsangebotes auf aktuellem fachlichen Niveau
  Durch die kontinuierliche Verbesserung und Reflexion des Behandlungsprozesses ist die Anwendung aktueller und evidenzbasierter Behandlungsverfahren zu erwarten.
- Vergleichbarkeit der Maßnahmen
  Durch Transparenz und Klarheit des Leistungsprozesses ist auch für den Kostenträger eine bessere Vergleichbarkeit verschiedener Maßnahmen oder verschiedener Anbieter gegeben, sodass er im Sinne seiner Versicherten und der Wirtschaftlichkeit eine Auswahl treffen kann.

Qualitätsmanagement wirkt in vielfältiger Weise und kann auf allen Ebenen und für alle Beteiligten Vorteile bringen und so zu einem positiven und von allen Beteiligten geschätzten Gesamtergebnis führen.

Neben der Erfüllung rechtlicher Vorgaben sind mit Qualitätsmanagement zwei Erwartungen verbunden:

- Eine Verbesserung und Professionalisierung der Leistungserbringung – sowohl bezogen auf die Einrichtung bzw. Abteilung als auch auf die gesamte Profession.
- Eine Legitimierung der jeweiligen Tätigkeit – über die Transparenz der Prozesse und Ergebnisse soll der Nutzen, ja die Unverzichtbarkeit der Tätigkeit deutlich werden.

5 Qualität und Wirtschaftlichkeit

Häufig werden die Begriffe „Qualität" und „Wirtschaftlichkeit" als nicht oder nur schwer vereinbare Gegensätze gesehen. Teilweise werden sie auch als Argumente gegeneinander verwendet. Dies ist allerdings nicht notwendigerweise der Fall, ganz im Gegenteil sind sie häufig eine sinnvolle gegenseitige Ergänzung oder zwei Seiten derselben Sache.

Um die Beziehung zwischen dem Postulat der Wirtschaftlichkeit und den Maßnahmen zum Qualitätsmanagement beschreiben zu können, ist es notwendig, zunächst das „Gebot der Wirtschaftlichkeit" im Gesundheitswesen nachzuvollziehen.

Bereits seit mehr als drei Jahrzehnten ist im Gesundheitswesen ein stetiger bzw. zyklischer Prozess von Maßnahmen zur Kostensenkung oder zumindest zur Reduktion von Kostensteigerungen zu verfolgen. In der Regel wurde und wird versucht, zum einen die Kosten einzugrenzen und zum anderen, die Einnahmen durch Beitragserhöhungen für die Versicherten zu erhöhen bzw. zu stabilisieren. Die Maßnahmen zur Kostenreduktion bzw. Reduktion des Kostenanstiegs dokumentierten jeweils, dass das System der Vollkostendeckung kein Finanzierungssystem der gesetzlichen Krankenversicherung mehr ist bzw. sein kann.

Die Vollkostendeckung war letztlich ein System der In-Rechnung-Stellung aller bei der Behandlung der Patienten entstandenen Kosten. Dies geschah ohne wirtschaftliche Vorgaben und alleine nach dem Postulat, dass das, was an (medizinischen) Leistungen erbracht wurde, sinnvoll war und dementsprechend komplett vom entsprechenden Kostenträger erstattet werden musste. Die „Sinnhaftigkeit" war wenig oder gar nicht definiert.

Für alle Maßnahmen und Leistungen der gesetzlichen Krankenversicherungen wurde zum 01.01.2009 im Rahmen des Wettbewerbsstärkungsgesetzes der gesetzlichen Krankenversicherung (GKV-WSG) der § 12 SGB V nochmals bekräftigt:

> „Die Leistungen müssen ausreichend, zweckmäßig und wirtschaftlich sein; sie dürfen das Maß des Notwendigen nicht überschreiten.

Leistungen, die nicht notwendig oder unwirtschaftlich sind, können Versicherte nicht beanspruchen, dürfen die Leistungserbringer nicht bewirken und die Krankenkassen nicht bewilligen."

Mit dem § 12 hat der Gesetzgeber festgeschrieben, welche Anforderungen alle Leistungen zu erfüllen haben, die die gesetzlichen Krankenkassen erstatten (dürfen). Maßgeblich ist hier auf der einen Seite die Festlegung der Notwendigkeit und zum anderen die Beschreibung der Anforderung für die Leistung(serbringung), sie muss „ausreichend, zweckmäßig und wirtschaftlich" sein.

Wie ist diese Vorgabe nun zu verstehen?

- **Ausreichend** heißt in einem Umfang, der die Zielerreichung (z. B. Arbeitsfähigkeit, Beseitigung eines akuten Krankheitszustandes) ermöglicht.
- **Zweckmäßig und wirtschaftlich** heißt, dass die Methode, Maßnahme oder Intervention anzuwenden ist, die geeignet ist, das definierte Ziel mit möglichst geringem wirtschaftlichen Aufwand zu erreichen. Das Ziel kann dabei je nach Kostenträger unterschiedlich definiert sein, sodass z. B. die gesetzlichen Unfallversicherungen höhere bzw. andere Zielvorgaben haben als die GKV.
- Die **Notwendigkeit** stellt die Frage nach den legitimierten Zielen. Unter dem Gesichtspunkt „Notwendigkeit" wird nachgefragt, was aus medizinischer Sicht notwendig ist. Diese Frage muss bei jeder medizinischen Intervention als Erstes gestellt werden.

  Die folgenden Beispiele verdeutlichen, dass die Frage, was medizinisch notwendig ist, oft nicht so ohne Weiteres eindeutig zu beantworten ist – denn neben der Diagnose müssen noch andere Faktoren mit bedacht werden.
  - Die Operation bei einer akuten Blinddarmentzündung?
    Würde eine medikamentöse Behandlung nicht ausreichen?
  - Die Gabe antizyklischer Neuroleptika bei einer psychotischen Erkrankung?
    Ist das Verhältnis von Wirkung bzw. Nebenwirkung so viel besser als bei bisherigen Medikamenten?
  - Das künstliche Hüftgelenk beim 85-jährigen Patienten?
    Inwieweit wird der Patient aufgrund seines Alters und allgemeinen Gesundheitszustandes von dem neuen Hüftgelenk in seinem Alltag profitieren können?

- Die Ergotherapie bei einer Entwicklungsverzögerung im Umfang von 1,5 Jahren bei einem 5-jährigen Kind?
  Ist diese Entwicklungsverzögerung tatsächlich behandlungsbedürftig, oder stabilisiert sie sich nicht von alleine oder über Förderung, die das Umfeld (Eltern, Kindergarten) leisten kann?

Die Frage nach der Notwendigkeit ist aus Sicht eines Arztes oder Therapeuten eigentlich selbstverständlich. Trotzdem zeigen die oben gestellten Fragen, dass diese Selbstverständlichkeit im Alltag schnell an Einfachheit und Klarheit verliert. Zusätzlich erschwert wird die Einschätzung der Notwendigkeit durch den schnellen und oft auch fundamentalen Fortschritt im Gesundheitswesen. Was heute als medizinisch richtig und damit notwendig definiert wird, kann in kürzester Zeit bereits durch ein neues Verfahren abgelöst worden sein. Positiv formuliert könnte es nun zum Wetteifern um die medizinisch beste Maßnahme kommen. Diese wäre dann nach den weiteren Kriterien der ausreichenden, zweckmäßigen und wirtschaftlichen Leistungserbringung zu überprüfen, dann zu erbringen und von den Kostenträgern zu vergüten.

Der Prozess der Definition dessen, was als (medizinisch) notwendig zu erachten ist, ist vom Gesetzgeber einem Gremium, dem Gemeinsamen Bundesausschuss (GBA), übertragen worden. In dessen Verantwortung liegt es, festzulegen, was bei welchen Erkrankungen als notwendige Behandlung zu erachten ist. Auch wer Mitglied des GBA ist, ist festgelegt.

Somit hat der Gesetzgeber durch § 12 SGB V und die Institution des GBA den grundsätzlichen Rahmen für die Leistungserbringung bestimmt. Auf dieser Ebene der formalen Betrachtung ist der beschriebene Rahmen nachvollziehbar und durchaus als sinnvoll zu bezeichnen.

Was hat Qualitätsmanagement mit dem Wirtschaftlichkeitsgebot zu tun?

Um dies nachvollziehen zu können, ist es sinnvoll, sich noch einmal klar zu machen, was unter Qualität – und hier speziell unter Dienstleistungsqualität – zu verstehen ist (s. a. Kap. 2.1).

> „**Dienstleistungsqualität** ist die Fähigkeit des Anbieters, die Beschaffenheit einer primär intangiblen und der Kundenbeteiligung bedürfenden Leistung gemäß den Kundenerwartungen auf einem bestimmten Anforderungsniveau zu erstellen." (Bruhn 1997, S. 27)

Hier geht es somit primär um die Fähigkeit, die Erwartungen des Kunden an die (Dienst-)Leistung zu erfüllen. Aus Sicht des Leistungserbringers (z. B. eines ambulant selbstständig tätigen Ergotherapeuten) können als Kunden, neben dem verordnenden Arzt, der Patient selbst und die Krankenkasse als Kostenträger (der die Leistung bezahlt) definiert werden. Dass der Kunde Patient ein originäres Interesse an einer (im oben beschriebenen formal positiven Sinne) notwendigen Leistung hat, ist ohne weitere Begründung nachvollziehbar. Ist „notwendig" gleichzusetzen mit „medizinisch gut und richtig", so hat er auch kein Interesse an ‚mehr'. Bei einem Kreuzbandriss wird eine Kreuzbandplastik gemacht und nicht zwei. Oder wenn zwei ergotherapeutische Einheiten pro Woche sinnvoll sind, so sind vier Einheiten nicht besser, sondern würden eine zusätzliche negative Belastung für den Patienten darstellen.

Die Kostenträger (z. B. Krankenkassen) haben ein Interesse an der Erbringung notwendiger Leistungen in ausreichender, zweckmäßiger und wirtschaftlicher Form. Für die Krankenkassen sind ihre Versicherten (d. h. die Patienten des Ergotherapeuten) die Kunden. Um diese werben sie und sind an ihrer Genesung interessiert, auch um weitere Kosten zu vermeiden. Entsprechend haben die Krankenkassen ein Interesse an der Erbringung der notwendigen Leistungen und nicht primär an der ‚billigsten' Leistung.

Alleine mit der Beschreibung des Wirtschaftlichkeitsgebotes und der Kurzanalyse der Definition Dienstleistungsqualität wird deutlich, dass beide Aspekte die gleichen Ziele verfolgen – aufgrund der grundsätzlichen Kundenorientierung und um den gesetzlichen Anforderungen des § 12 SGB V zu genügen. D. h., es ergibt sich letztlich die gleiche Zielrichtung, die mit unterschiedlichen Termini beschrieben wird.

Bei allen Verwerfungen oder zunächst divergierenden Details (z. B. Unter- und Fehlversorgungen oder die zusätzlichen Kosten, die durch Qualitätsmanagement entstehen), muss trotzdem festgestellt werden, dass es im Endeffekt zwischen Qualitätsmanagement und Wirtschaftlichkeit kein Spannungsverhältnis gibt.

6 Probleme und Grenzen des Qualitätsmanagements

Selbstverständlich gibt es auch schwierige Aspekte bei der Umsetzung der Qualitätsentwicklungsmaßnahmen. Entsprechend müssen bei der Auseinandersetzung mit dem Thema Qualität verschiedene Aspekte besonders beachtet werden.

Bereits die **Definition von Qualität** ist zu überprüfen. Sie ist von zentraler Bedeutung, wenn Qualität zum Bewertungsmaßstab einer Leistung werden soll. Es ist sorgfältig zu klären, welche Vorgaben und Erwartungen es gibt und wie verbindlich sie sind, um daraus eine objektivierbare und damit messbare Beschreibung von Qualität zu erstellen. Insbesondere im Bereich sozialer Dienstleistungen – und damit auch in der Ergotherapie – ist die Bewertung von Qualität aufgrund verschiedener Faktoren besonders problematisch.

Zum einen hat jede Therapiemaßnahme aufgrund der Beteiligung von Menschen einen Individualitätsaspekt. Sie wird in ihrer Qualität stark beeinflusst von der Person und Kooperationsfähigkeit sowohl des Therapeuten als auch des Patienten bzw. Klienten. Zudem ist sie ist immateriell, das heißt nicht gegenständlich fassbar oder gar lagerbar (wie ein gegenständliches Produkt). Darüber hinaus kann es neben dem Patienten andere Klienten (z. B. Familie oder Kostenträger) geben, die abweichende Erwartungen haben. Entsprechend schwierig ist es, zu definieren, was „Qualität" oder „ein gutes Behandlungsergebnis" ist.

Die Auseinandersetzung mit dem Thema Qualität bedeutet darüber hinaus immer auch **Aufwand.** Es müssen fachliche Kompetenzen geschaffen werden; die Planung und Umsetzung binden Zeitressourcen und Arbeitskraft der Mitarbeiter. Eine sorgfältige Vorbereitung und Überprüfung von Aufwand und zu erwartendem Ergebnis sind unabdingbar.

Auch sollte man genau klären, um welche **Ziele** es geht. Stehen wirklich die Qualität und ihre kontinuierliche Verbesserung im Mittelpunkt oder geht es um die (formale) Umsetzung eines bestimmten Verfahrens bzw. Qualitätsmanagementsystems, z. B. aufgrund rechtlicher Forderungen?

Dies hat möglicherweise für die Umsetzung stark voneinander abweichende Konsequenzen. Dazu kommt, dass gerade unter dem Namen von „Qualität" auch immer wieder „Etikettenschwindel" betrieben wird oder unliebsame Veränderungen legitimiert werden. Negative Erfahrungen in diesem Bereich erschweren die Umsetzung im Alltag nicht unerheblich.

Ein weiteres Thema, das häufig zu intensiven Diskussionen führt, ist die Gratwanderung zwischen **Standardisierung** und Festlegung von Maßnahmen einerseits und der Notwendigkeit **individueller Anpassungen** an die Klientenbedürfnisse andererseits. Hier ist es zum einen wichtig – ähnlich wie beim Thema Behandlungspfade – die Dinge zu regeln und festzulegen, die im überwiegenden Fall zutreffend sind, aber bei der Ausdifferenzierung von Festlegungen nicht zu sehr ins Detail zu gehen. Zum anderen muss ernst genommen werden, dass Qualitätsmanagement ein ständiger Verbesserungsprozess ist. Neue Erkenntnisse müssen zu Veränderungen der Prozesse und/oder Strukturen führen.

In komplexen Einrichtungen, in denen die Ergotherapie lediglich einen kleinen Teil im **Gesamtsystem** darstellt, ist es wichtig, sich einerseits als Teil der Einrichtung in das Gesamtkonzept zu integrieren und andererseits **fachspezifische Besonderheiten** im eigenen Bereich zu gestalten. Auch sind die systemischen Einflüsse und Wechselwirkungen umso größer, je komplexer das Gesamtsystem ist.

Ein wichtiger Aspekt ist es zudem, sich über die **Einflussfaktoren des Alltags** klar zu werden. Nur wenn ein akzeptiertes und praktikables Konzept zur Umsetzung von Qualitätsmanagementmaßnahmen vorliegt, kann auch ein entsprechender Qualitätsprozess realisiert werden. Ansonsten versackt das Vorhaben im Alltag und gerät in den Hintergrund und aus dem Blickfeld. Neben fest eingeplanten Zeitkontingenten ist es wichtig, die Mitarbeiter langfristig für das Thema zu motivieren und zu aktivieren. Ebenso müssen Strukturen geschaffen werden, die eine Reflexion und auch kreative Innovation fördern und gestalten.

Denn die **Integration und Kontinuität** des Qualitätsmanagements ist letztlich der zentrale Punkt für die Wirksamkeit. Nur wenn eine von allen getragene Einbindung in den Arbeitsalltag erfolgt und der Prozess kontinuierlich weiterläuft, kann von einem erfolgreichen und zukunftssichernden Qualitätsmanagement gesprochen werden. Es bedarf also auch hier eines strukturierten, zielgerichteten und koordinierten Qualitätsmanagementprozesses und klarer Verantwortlichkeiten und Aufgabenverteilung.

Probleme bzw. Grenzen des Qualitätsmanagements müssen bewusst wahrgenommen werden, denn vieles lässt sich bewältigen, wenn es bei der Umsetzung erkannt und berücksichtigt wird.

7 QM-Systeme und -Verfahren – Zertifizierungsverfahren

Unter Qualitätsmanagementsystem (QM-System) versteht man ein Konzept, das die dafür notwendigen **Strukturen, Verfahren und Prozesse beschreibt** und die **Umsetzung regelt.** Ein QM-System dient also der Koordination von Qualitätsmanagementmaßnahmen. Das Thema QM-Systeme und -Verfahren ist eng mit dem Thema Zertifizierung verbunden, denn mittels Zertifizierung werden QM-Systeme und -Verfahren für Außenstehende (z. B. Kunden) sichtbar gemacht und überprüft. Entsprechend sind viele QM-Systeme mit einem Zertifizierungsverfahren verknüpft, das auf die jeweiligen speziellen Eigenheiten des Systems abgestimmt ist.

Bereits 1985 verpflichteten sich die europäischen Mitgliedsländer der WHO, bis 1990 effektive Verfahren zur **Qualitätssicherung in den Krankenhäusern** einzuführen. 1991 wurde diese Zielsetzung dahin gehend aktualisiert, dass es bis zum Jahr 2000 Strukturen und Verfahren geben sollte, die eine laufende Verbesserung der Qualität der Gesundheitsversorgung sowie die Weiterentwicklung und den Einsatz von Gesundheitstechnologien dem Bedarf entsprechend gewährleisten (vgl. WHO 1991).

In Deutschland hatte dies zur Folge, dass im Rahmen des Gesundheitsreformgesetzes von 1989 erstmals Qualitätssicherung als unverzichtbarer Bestandteil der ärztlichen Versorgung festgelegt wurde. Zum 01.01.2005 wurde im SGB V §§ 135a + 137 eine Verpflichtung zur Qualitätssicherung festgeschrieben, die Sicherung und Weiterentwicklung von Qualität fordert, aber auch die Einführung eines Qualitätsmanagements. Für Krankenhäuser, die dieser Verpflichtung nicht nachkommen, bedeutet das z. B. Vergütungsabschläge (SGB V § 127 (1) 5). Seit dem 01.04.2007 wurde zudem für Rehabilitationseinrichtungen nach SGB IX § 20 die Pflicht zur Zertifizierung festgelegt.

Diese **rechtlichen Verpflichtungen** haben zur Folge, dass sich viele Krankenhäuser, auch wenn sie (noch) nicht zu einer Zertifizierung gesetzlich verpflichtet sind, um ein Qualitätszertifikat bemühen, um den entsprechenden Nachweis erbringen zu können. Denn diese Zertifikate sind als Nachweis eines Qualitätsmanagements vom Gesetzgeber anerkannt.

Die Zertifizierungsverfahren sind nicht mit Qualitätsmanagement oder Qualitätsentwicklung gleichzusetzen. Sie können jedoch einen Beitrag dazu leisten. In der Praxis zeigt sich allerdings häufig, dass der erfolgreichen Zertifizierung, die den rechtlichen Forderungen genüge tut, keine oder nur wenige weitere Schritte folgen. Zudem bleiben viele Einrichtungen bei dem Ziel und der Sichtweise von Qualitätssicherung stehen.

Der Gesetzgeber verspricht sich von Zertifizierungen mehr **Transparenz im Gesundheitswesen.** Sie sollen den Patienten eine Entscheidungshilfe bei der Auswahl medizinischer Einrichtungen bieten oder niedergelassenen Ärzten eine Orientierungshilfe für Einweisung oder Weiterbehandlung ihrer Patienten geben. Krankenkassen und planenden Behörden sollen Informationen zur Leistungsfähigkeit und Qualität bereitgestellt werden. Der Einrichtung soll eine valide und rechtskonforme Außendarstellung ermöglicht werden, sowie die Wahrnehmung von Verbesserungspotenzialen erleichtert werden.

Da sich das Spektrum der QM-Systeme ständig verändert und erweitert, beschreiben die folgenden Kapitel zusammenfassend die aktuell wesentlichen QM-Systeme, die im Gesundheitswesen Verwendung finden.

7.1 DIN EN ISO 9000ff

DIN:	Deutsches Institut für Normung
EN:	Europäisches Komitee für Normung
ISO:	Internationale Organisation für Standardisierung
9000:	QM-Systeme; Grundlagen und Begriffe
9001:	QM-Systeme; Anforderungen
9004:	QM-Systeme; Leitfaden zur Leistungsverbesserung
2000 bzw. 2008	Freigabejahr der Revision

Die 9000er-Schriftenreihe der DIN EN ISO beschäftigt sich mit dem Thema Qualität. Das darin enthaltene Konzept entstammt dem produzierenden Gewerbe und wurde für den Dienstleistungsbereich adaptiert. Das Vokabular ist immer noch stark von der gewerblichen Produktion geprägt. Der

Schwerpunkt liegt auf der Struktur- und Prozessqualität. Es geht um eine Identifizierung, Beschreibung und Festlegung aller relevanten Prozesse und Verantwortlichkeiten.
Gegliedert ist das System in fünf Hauptkapitel:

- Qualitätsmanagementsystem
- Verantwortung der Leitung
- Management der Ressourcen
- Produktrealisierung
- Messung, Analyse und Verbesserung

Die einzelnen Kapitel enthalten die Kriterien, die ein zertifiziertes QM-System einer Einrichtung erfüllen muss.

Qualitätsmanagementsystem
Im Kapitel „Qualitätsmanagementsystem" geht es insbesondere um die Gewährleistung von Transparenz der Qualitätsmanagementmaßnahmen gegenüber Mitarbeitern und Außenstehenden. Die Struktur, Organisation und Umsetzung von Qualitätsmanagementmaßnahmen werden hier beschrieben und festgelegt. In diesem Zusammenhang wird ein Qualitätsmanagementhandbuch gefordert.

Verantwortung der Leitung
Beim Themenbereich „Verantwortlichkeit von Leitung" geht es um die Sicherstellung der Einhaltung von Vorschriften, aber auch um Themen wie „Leitbild/Ziele" oder „Organigramm der Einrichtung/Verantwortung und Befugnisse". Hier wird auch die Verantwortlichkeit der Leitung für den Qualitätsmanagementprozess festgeschrieben und die Pflicht zur Managementbewertung.

Management der Ressourcen
Das „Management der Ressourcen" betrifft die Bereitstellung der notwendigen Mittel zur Produktrealisierung/Leistungserbringung. Dies beinhaltet sowohl Sachmittel, aber auch (qualifiziertes) Personal. Die Notwendigkeit bemisst sich dabei an den Zielen und externen Vorgaben. Darüber hinaus soll unter diesem Aspekt auch jedem Mitarbeiter sein Anteil am Qualitätsmanagementprozess vermittelt und in die Verantwortung gegeben werden.

Produktrealisierung
Im Bereich der „Produktrealisierung“ geht es um die systematische Planung und Umsetzung der Prozesse. Das schließt die Festlegung von Zielen und die dazugehörige Dokumentation mit ein. Dazu müssen neben den rechtlichen Vorgaben insbesondere die Anforderungen der Kunden berücksichtigt werden. An dieser Stelle ist auch das Beschwerdemanagement verortet.

Messung, Analyse und Verbesserung
Bei der „Messung, Analyse und Verbesserung“ geht es um die Überprüfung der Prozesse und Maßnahmen gemäß festgelegter Vorgaben. Ziel ist eine Einschätzung und Bewertung der Ergebnisse und daraus folgend eine Entwicklung von qualitätsverbessernden Veränderungen.

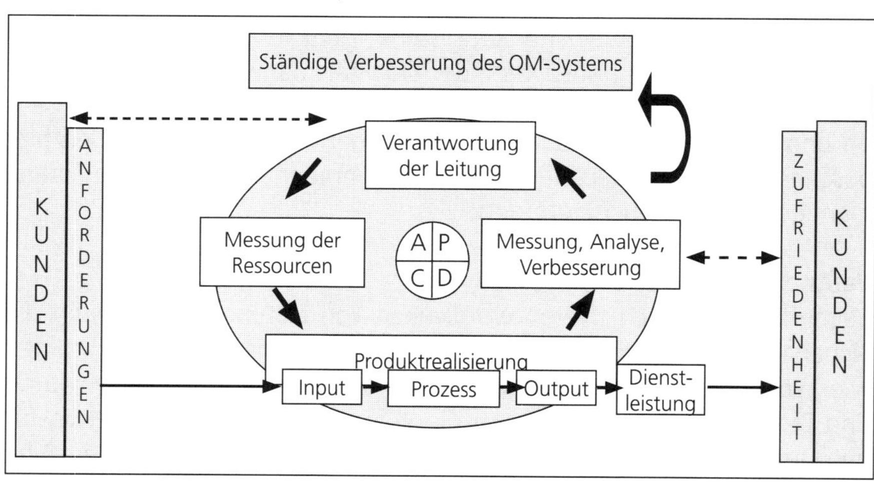

Abb. 2: Prozessmodell der DIN EN ISO 9001:2000 (Abbildung in Anlehnung an Knon et al. 2005, S. 29)

In diesem Schaubild soll die grundlegende Systematik des DIN EN ISO 9000:2000-Ansatzes verdeutlicht werden. Der Kunde tritt mit Anforderungen und Erwartungen an einen Anbieter mit einem Auftrag heran; dieser setzt den Auftrag des Kunden mittels verschiedener Ressourcen (Input) und Prozesse um und produziert so ein Ergebnis (Output = Produkt oder Dienstleistung). Dieses Ergebnis sorgt (je nach Qualität) für mehr oder weniger Zufriedenheit beim Kunden. Die Anforderungen und die Zufriedenheit des Kunden werden vom Anbieter erfasst und nehmen so neben der internen Ergebnismessung und Analyse über die Unternehmensleitung, die wiederum die Ressourcen steuert, Einfluss auf künftige Produktions-/Dienstleistungsprozesse.

Darüber hinaus gibt es acht Grundsätze, die nach dem Verständnis der DIN EN ISO 9000ff von großer Bedeutung für das Qualitätsmanagement sind (Haeske-Seeberg 2008, S. 207):

- **Kundenorientierung**
  Organisationen hängen von ihren Klienten ab und sollten daher die jetzigen und künftigen Erfordernisse der Klienten verstehen, Klientenanforderungen erfüllen und danach streben, die Erwartungen ihrer Kunden zu übertreffen.
- **Führung**
  Führungskräfte legen die Einheit der Zielsetzung, der Ausrichtung und das interne Umfeld der Organisation fest. Sie schaffen das Umfeld, in dem Menschen sich voll und ganz für die Erreichung der Ziele der Organisation einsetzen.
- **Einbeziehung der Menschen**
  Menschen sind auf allen Ebenen das Wesentliche einer Organisation und ihre vollständige Einbeziehung gestattet die Nutzung ihrer Fähigkeiten zum größtmöglichen Nutzen der Organisation.
- **Prozessorientierung**
  Ein gewünschtes Ergebnis lässt sich auf effektive Weise erreichen, wenn zusammengehörige Mittel und Tätigkeiten als ein Prozess geleitet und gelenkt werden.
- **Systemorientierung**
  Das Erkennen, Verstehen, Leiten und Lenken eines Systems miteinander in Wechselwirkung stehender Prozesse für ein gegebenes Ziel tragen zur Wirksamkeit und Effizienz der Organisation bei.
- **Ständige Verbesserung**
  Ein permanentes Ziel der Organisation ist die ständige Verbesserung.
- **Sachlicher Ansatz zur Entscheidungsfindung**
  Wirksame Entscheidungen beruhen auf der logischen oder intuitiven Analyse von Daten und Informationen.
- **Lieferantenbeziehungen zum gegenseitigen Nutzen**
  Die Fähigkeit der Organisation und ihrer Lieferanten Werte zu schaffen, wird durch Beziehungen zum gegenseitigen Nutzen gesteigert.

Das DIN EN ISO 9001:2000-Verfahren ist branchenübergreifend und muss für den jeweiligen Einsatzbereich interpretiert werden, ggf. müssen zusätzlich rechtliche Anforderungen berücksichtigt werden.

Eine Zertifizierung kann für eine gesamte Einrichtung oder auch für Teilbereiche erfolgen. Zunächst muss ein Qualitätsmanagementhandbuch erstellt werden. Es enthält Beschreibungen und Verfahrensanweisungen zu den Prozessen und Abläufen sowie deren Dokumentation. Durch ein internes Audit (d. h. eine „Anhörung" im Sinne einer Überprüfung, an der verschiedene Personen auch aus der Praxis beteiligt sind) und ein Managementreview (d. h. eine Überprüfung der Unternehmensführung) wird dann intern geprüft, ob die Forderungen der DIN EN ISO 9001:2000 erfüllt sind und durch das Qualitätsmanagementhandbuch belegt werden bzw. ob die Angaben dort mit der Praxis übereinstimmen. Dann erfolgt eine externe Überprüfung durch eine zugelassene Zertifizierungsgesellschaft. Aus den Abweichungen, die dabei zwischen Qualitätsmanagementhandbuch und Praxis identifiziert werden, werden Verbesserungsvorschläge erstellt: Je nach Ausmaß der Abweichungen müssen diese vor der Freigabe für eine Zertifizierung behoben werden oder können im Folgejahr bearbeitet werden. Die Zertifizierung gilt für drei Jahre, wobei die Zertifizierungsgesellschaft die Aufrechterhaltung und Weiterentwicklung des Qualitätsmanagements jährlich durch ein Betreuungs- oder Überwachungsaudit überprüft.

Aktuell gibt es auf Basis der DIN EN ISO 9001:2000 eine klinikspezifische Erweiterung, die unter der Bezeichnung „ISO PLUS" oder mit dem Zusatz „DEGEMED" läuft. Im Auftrag der Deutschen Gesellschaft für Rehabilitation e.V. ist über die Zertifizierungsgesellschaft EQzert eine entsprechende Zertifizierung möglich.

Dieses Verfahren ist sowohl für Akutkliniken als auch Reha-Kliniken oder Pflegeeinrichtungen konzipiert. Insbesondere auch die für den jeweiligen Bereich grundlegenden rechtlichen Anforderungen werden hier mit integriert. Das Zertifizierungsverfahren entspricht dem der allgemeinen DIN EN ISO 9001:2000-Zertifizierung.

Seit Ende 2008 ist die aktuell überarbeitete Version der DIN EN ISO 9000ff veröffentlicht. Sie enthält keine grundlegenden Änderungen, aber viele Formulierungen werden klargestellt und präzisiert.

7.2 EFQM

E:	European	Europäische
F:	Foundation of	Stiftung für
Q:	Quality	Qualitäts-
M:	Management	management

1998 wurde die EFQM von 14 europäischen Unternehmen als gemeinnützige Organisation gegründet. Ziel war eine Verbesserung der Qualität im Sinne eines Wettbewerbsvorteils für europäische Unternehmen durch das Bekanntmachen von herausragenden Managementansätzen. Das EFQM-Modell bietet dazu eine Grundstruktur für die Bewertung und Verbesserung von Organisationen. Dieses Verfahren wurde aus dem Total Quality Management (TQM) abgeleitet. Es umfasst eine kriteriengeleitete Selbst- und Fremdevaluation. Es ist sowohl für das produzierende Gewerbe als auch Dienstleitungsanbieter vorgesehen.

Bei EFQM geht es um die ganzheitliche Steuerung einer Organisation. Damit ist ein hoher Anspruch an das Qualitätsmanagement verbunden. Von EFQM wird auch das grundlegende Selbstverständnis der jeweiligen Organisation beeinflusst. Die Zufriedenheit der mit der Organisation verbundenen Interessengruppen steht im Vordergrund. Dabei sind ein hohes Engagement insbesondere der Führungskräfte und eine umfassende Akzeptanz Voraussetzungen. Es will mehr sein als die Anwendung bzw. strukturierte Evaluation von Qualitätsmanagementmaßnahmen.

Dem EFQM-Verständnis liegen acht Grundkonzepte zugrunde (vgl. EFQM 2003/Grundkonzept):

- **Ergebnisorientierung**
  Hervorragende Qualität (Excellence) erzielt Ergebnisse, die alle Interessengruppen der Organisation begeistern.
- **Ausrichtung auf den Kunden**
  Hervorragende Qualität (Excellence) schafft nachhaltigen Kundennutzen.
- **Führung und Zielkonsequenz**
  Hervorragende Qualität (Excellence) bedeutet visionäre und begeisternde Führung, gekoppelt mit Beständigkeit in der Zielsetzung.

- **Management mittels Prozessen und Fakten**
  Hervorragende Qualität (Excellence) bedeutet, die Organisation durch ein Netzwerk untereinander abhängiger und miteinander verbundener Prozesse und Fakten zu steuern.
- **Mitarbeiterentwicklung und -beteiligung**
  Hervorragende Qualität (Excellence) maximiert den Beitrag der Mitarbeiter durch Weiterentwicklung und Beteiligung.
- **Kontinuierliches Lernen, Innovation und Verbesserung**
  Hervorragende Qualität (Excellence) nutzt Lernen zur Schaffung von Innovation und Verbesserungsmöglichkeiten, um den Status quo infrage zu stellen und Änderungen zu bewirken.
- **Entwicklung von Partnerschaften**
  Hervorragende Qualität (Excellence) entwickelt und erhält wertschöpfende Partnerschaften.
- **Soziale Verantwortung**
  Hervorragende Qualität (Excellence) bedeutet, die Mindestanforderungen der gültigen Gesetze und Regeln zu übertreffen, die die Organisation bei ihrer Geschäftstätigkeit zu berücksichtigen hat, und sie bedeutet das Bemühen, die Erwartungen des Umfeldes zu verstehen und darauf einzugehen.

Das EFQM-Modell dient nun der ganzheitlichen Analyse und Bewertung einer Organisation, um festzustellen, in welchem Maße hervorragende Qualität erreicht wird und in welchen Bereichen Verbesserungspotenzial liegt. Die Betrachtung der Prozesse hat hier eine hohe Bedeutung.

Es werden insgesamt neun unterschiedlich gewichtete Faktoren betrachtet, die auf die Qualität Einfluss nehmen. Gegliedert sind sie in zwei Hauptgruppen, zum einen die „Befähiger" und zum anderen die „Ergebnisse", die beide gleichermaßen auf die kontinuierliche Verbesserung, das Lernen und die Innovation Einfluss nehmen. Die Befähiger bestehen aus fünf Faktoren, die optimal aufeinander abgestimmt sein müssen, um für optimale Ergebnisse (vier Faktoren) zu sorgen. Im folgenden Schaubild sind die Faktoren und ihr Zusammenwirken dargestellt:

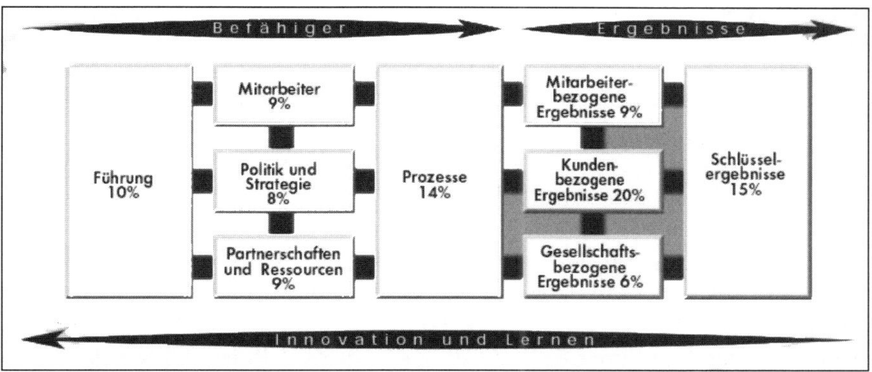

Abb. 3: EFQM-Modell (EFQM 2003, S. 5)

Mithilfe der Schlüsselergebnisse erfolgt eine kontinuierliche Rückmeldung an die „Befähiger", die daraufhin

- Anpassungsbedarf
- Änderungsbedarf
- Verbesserungspotenziale

feststellen und umsetzen können.

Für eine Zertifizierung erfolgt mittels eines Fragenkatalogs zunächst eine Selbstbewertung der verschiedenen Faktoren; anschließend muss eine priorisierte Übersicht der Verbesserungspotenziale erstellt werden. Danach erfolgt eine externe Überprüfung der Selbstbewertung. Erst dann erhält die Organisation ein für zwei Jahre gültiges Zertifikat („Committed to Excellence"). Darüber hinaus kann eine weitere Auszeichnung („Recognized for Excellence") angestrebt werden, die eine externe Bewertung beinhaltet; hier können drei verschiedene Qualitätsstufen erreicht werden.

Homepage: www.efqm.org (in englischer Sprache)

7.3 KTQ

K:	Kooperation für
T:	Transparenz und
Q:	Qualität im Gesundheitswesen

Das Projekt „Kooperation für Transparenz und Qualität im Krankenhaus" (KTQ) startete 1997. Beteiligt waren die Bundesärztekammer (BÄK), der Verband der Angestellten-Krankenkassen (VdAK) und der Verband der Arbeiter-Ersatzkrankenkassen (AEV). Ziel war es, Möglichkeiten des Qualitätsmanagements in Krankenhäusern und deren Zertifizierung zu untersuchen und zu entwickeln. Alle Beteiligten brachten ihre bis dato entwickelten Systeme ein. Nach Abschluss der Machbarkeitsstudie begann eine Förderung des Bundesministeriums für Gesundheit (bis 2001). Die wissenschaftliche Begleitung erfolgte durch das Institut für Medizinische Informationsverarbeitung (IMI) in Tübingen. Frühzeitig wurde auch die Deutsche Krankenhausgesellschaft (DKG) Vertragspartner, wie im weiteren Verlauf sämtliche Spitzenverbände der gesetzlichen Krankenkassen. Zudem wurden weitere Kooperationspartner, wie der Deutsche Pflegerat (DPR) oder die proCum Cert GmbH (Gesellschaft der konfessionellen Trägerverbände), beratend beteiligt. Durch diese Arbeitsgruppe wurde das KTQ-Zertifizierungsverfahren entwickelt. 2001 wurde die KTQ GmbH gegründet, deren Gesellschafter die BÄK, die DKG, der DPR und die Spitzenverbände der gesetzlichen Krankenkassen sind. Die KTQ GmbH hat folgende Aufgaben:

- Pflege und Weiterentwicklung des KTQ-Zertifizierungsverfahrens
- Betreuung von KTQ-Zertifizierungsverfahren über autorisierte Stellen
- Akkreditierung von KTQ-Zertifizierungsstellen
- Vergabe der Nutzungsrechte an der Marke KTQ
- Schulung und Akkreditierung der KTQ-Visitoren
- Training der Berater

KTQ bietet ein Zertifizierungsverfahren, das im Rahmen des Qualitätsmanagements in Krankenhäusern Anwendung findet. Im KTQ-Katalog sind die Kategorien, die als wesentlich für die Versorgungsqualität eines Krankenhauses betrachtet werden, festgelegt:

- Patientenorientierung
- Mitarbeiterorientierung

- Sicherheit im Krankenhaus
- Informationswesen
- Krankenhausführung
- Qualitätsmanagement

Diese Kategorien haben jeweils diverse Unterkategorien, die zunächst in Form einer Selbstbewertung unter dem Aspekt von Erreichung (In welchem Maße wird das Ziel erreicht?) und Durchdringung (Wie flächendeckend wird das Ziel erreicht?) bewertet werden. Hierzu werden die Planung (Plan), die Umsetzung (Do), die Kontrolle (Check) und die Handlungskonsequenzen (Act) nach differenzierten Fragen beschrieben (P-D-C-A-Zyklus/QM-Prozess).

Seit 2002 ist eine Zertifizierung für Krankenhäuser möglich. Zum Zertifizierungsverfahren gehören folgende Schritte:
- Selbstbewertung anhand des KTQ-Katalogs zur Ist-Analyse und Standortbestimmung
- Ggf. Verbesserung von Prozessabläufen und Revision der Selbstbewertung
- Anmeldung zur Fremdbewertung bei einer KTQ-Zertifizierungsstelle
- Fremdbewertung durch ein KTQ-Visitorenteam (bestehend aus einem Arzt, einem pflegerischen Vertreter und einem Ökonomen, die alle in Leitungsfunktion in Kliniken tätig sind und eine entsprechende Zusatzqualifikation als KTQ-Visitor erworben haben) durch „Kollegiale Dialoge" mit Mitarbeitern der Einrichtung zur Überprüfung der Selbstbewertung
- Zertifizierung, sofern mindestens 55 % der möglichen Punkte erreicht werden konnten (das Zertifikat ist drei Jahre gültig) und
- Veröffentlichung des Qualitätsberichts. Der Qualitätsbericht enthält Strukturdaten, eine differenzierte Leistungsbeschreibung und eine Gesamtdarstellung des internen Qualitätsmanagements.

Für Reha-Kliniken (seit 2005) und Arztpraxen (seit 2004) gibt es ein adaptiertes Verfahren mit einem entsprechend angepassten Katalog als Grundlage für den Zertifizierungsprozess.

Das KTQ-Verfahren nimmt für sich in Anspruch, von Experten aus der Praxis für die Praxis entwickelt zu sein. Es bezeichnet sich als System, das erstmals speziell für die Belange von Krankenhäusern als Ganzes entwickelt wurde und fortlaufend kontrolliert und optimiert wird. Es will mit seinem Instrumentarium eine berufs- und hierarchieübergreifende Leistungsdarstellung des gesamten Krankenhauses ermöglichen, was folglich eine intensive berufs- und hierarchieübergreifende Zusammenarbeit unerlässlich macht. Zudem versteht es sich als Rahmenkonzept, das kein bestimmtes Qualitätsmanagementmodell vorschreibt, sondern dieses lediglich im Rahmen der Zertifizierung überprüft und hier den Blick insbesondere auf den Aspekt von kontinuierlicher Verbesserung richtet (vgl. Kolkmann 2002).

Homepage: www.ktq.de

7.4 proCum Cert/pCC

pro:	für (für die Patienten)
Cum:	mit (mit den Patienten)
Cert:	Zertifizierung (Überprüfung nach festgelegten Vorgaben/Verfahren)

ProCum Cert ist eine konfessionelle Zertifizierungsgesellschaft, die Ende der 1990er-Jahre auf Initiative des Katholischen Krankenhausverbandes Deutschland (KKVD) gemeinsam mit dem Deutschen Evangelischen Krankenhausverband (DEKV) und ihren Wohlfahrtsverbänden Caritas und Diakonie sowie deren Versicherungsgesellschaft Ecclesia gegründet wurde. Inzwischen ist auch die Deutsche Gesellschaft zur Zertifizierung von Managementsystemen (DQS) ein weiterer Gesellschafter.

Die Zertifizierungsgesellschaft proCum Cert ist für verschiedene Zertifizierungssysteme anerkannt (z. B. KTQ, DIN ISO; MAAS-BGW). Auf der Basis einer DIN EN ISO 9000-Zertifizierung oder einer KTQ-Zertifizierung kann dann aber auch eine erweiterte Zertifizierung mit dem proCum Cert-Zertifikat erfolgen. ProCum Cert versteht sich als eigenständiges System und Verfahren. Es ist also wichtig, zwischen Zertifizierungsstelle und Zertifizierungssystem zu unterscheiden, beide laufen unter dem Begriff „proCum Cert".

Ziel der ökumenischen Initiative ist die Sicherung und Weiterentwicklung der Qualität in kirchlichen Krankenhäusern und sozialen Einrichtungen. Es geht darum, die angebotenen Leistungen transparent darzustellen, sowohl gegenüber Patienten als auch gegenüber Kostenträgern oder Kooperationspartnern. Letztlich soll der Status konfessioneller Einrichtungen im Wettbewerb gestärkt werden.

Die Entwicklung erfolgte in enger Zusammenarbeit mit der KTQ und allen Spitzenverbänden der Kostenträger. So wurden die medizinischen und pflegerischen Qualitätskriterien auf Bundesebene beschrieben. ProCum Cert hat darüber hinaus Qualitätskriterien zu Themen erarbeitet, die kirchliche Krankenhäuser in besonderem Maße prägen und ihr Profil stärken. Dazu gehören:

- Trägerverantwortung
- Sozialkompetenz im Umgang mit Patienten und Mitarbeitern
- Spiritualität
- Verantwortung gegenüber der Gesellschaft und der Umwelt

ProCum Cert verfolgt mit seiner Zertifizierung drei inhaltliche Ansätze. Zum einen sollen qualitätsmanagementrelevante Strukturen geschaffen werden, zum anderen geht es darum, das Bewusstsein von Basis und Leitung zu schärfen und letztlich soll die Leitbildentwicklung vorangetrieben werden.

Qualitätskategorien beim KTQ-basierten proCum Cert-Verfahren sind:

- Patientenorientierung im Krankenhaus
- Sicherstellung der Mitarbeiterorientierung
- Sicherheit im Krankenhaus
- Informationswesen
- Krankenhausführung
- Qualitätsmanagement
- Seelsorge in kirchlichen Krankenhäusern
- Verantwortung gegenüber der Gesellschaft
- Trägerverantwortung

Dabei wird das übliche KTQ-Verfahren zugrunde gelegt und durchgeführt, es ist aber um einige Anteile ergänzt und erweitert, die den konfessionellen Belangen Rechnung tragen.

ProCum Cert möchte aber auch ein System anbieten, das über den Krankenhausbereich hinaus zur Anwendung kommt, z. B. für Pflegeeinrichtungen, Behindertenhilfeeinrichtungen oder Kindertagesstätten. Dadurch soll der Übergang zwischen den Einrichtungen verbessert werden.

Homepage: www.procum-cert.de

7.5 IQMP-Reha (PKV)

I:	Integriertes
Q:	Qualitäts-
M:	Management-
P:	Programm in der Rehabilitation

IQMP-Reha wurde vom Institut für Qualitätsmanagement im Gesundheitswesen (IQMG) im Auftrag des Bundesverbandes Deutscher Privatkliniken e.V. (BDPK) entwickelt. Die wissenschaftliche Leitung und Begleitung erfolgt über den Lehrstuhl für Versorgungssystemforschung und Qualitätssicherung der Charité-Universitätsmedizin Berlin. Es ging um die Erstellung eines rehabilitationsspezifischen Qualitätsmanagementverfahrens und die Unterstützung der Rehabilitationseinrichtungen bei der Einführung, Umsetzung und Weiterentwicklung des internen Qualitätsmanagements.

Das IQMP-Reha nimmt für sich in Anspruch, sich am biopsychosozialen Modell der ICF zu orientieren. Es besteht eine enge Anbindung an das EFQM-Modell; die Struktur und die Kriterien des EFQM-Modells wurden übernommen. Ab der Gliederungsebene der Teilkriterien bis zu den Indikatoren wurde das IQMP-Reha inhaltlich und textlich auf das Gesundheitswesen ausgerichtet. Es ermöglicht eine vollständige und prozessbezogene Erfassung der Eigenschaften einer Organisation. Die Bewertung erfolgt nicht auf der untersten Ebene, sondern auf der Ebene der Teilkriterien. Durch diese zusammenfassende Bewertung wird der Aufwand im Vergleich zu KTQ oder EFQM reduziert.

Für die Bewertung stehen ein allgemeiner indikationsübergreifender Teil und indikationsspezifische Kataloge zur Verfügung. Für folgende Bereiche gibt es bereits indikationsspezifische Kataloge:

- Kardiologie
- Psychosomatik

- Eltern-Kind
- Sucht
- Onkologie
- Neurologie
- Muskulo-skelettale Erkrankungen

Sie sollen Hilfsmittel und Ergänzung für die praxisnahe Ausgestaltung der IQMP-Reha sein.

Auf der Grundlage der Selbstbewertung, die Anregungen und Verbesserungsmöglichkeiten eröffnen soll, ist eine Zertifizierung möglich. IQMP-akkreditierte Beratungsunternehmen bieten auch die Möglichkeit der Beratung und Begleitung des Zertifizierungsprozesses. Außerdem gibt es eine Software, die die Umsetzung erleichtern soll.

Für die Zertifizierung wird der Selbstbewertungsbericht geprüft sowie eine Begehung vor Ort durchgeführt. Sowohl Dokumente als auch Abläufe werden dabei überprüft. In einem Abschlussgespräch werden Stärken, Schwachstellen und Verbesserungspotenziale benannt. Ein Zertifikat erhält, wer mindestens 55 % der möglichen Punkte erreicht. Das Zertifikat (EQR = Exzellente Qualität in der Rehabilitation) ist für drei Jahre gültig. Es gilt als Nachweis, dass gesetzliche Anforderungen bezüglich des Qualitätsmanagements erfüllt werden.

Das EQR-Zertifikat ist auch von KTQ anerkannt, sodass nach erfolgreicher IQMP-Reha-Zertifizierung auch das KTQ-Zertifikat beantragt werden kann – und umgekehrt.

Ebenso besteht eine Kooperation mit ProCum Cert, sodass auch konfessionelle Einrichtungen das System nutzen können.

Homepage www.iqmp.de

7.6 QS-Reha (GKV)

QS-Reha: Qualitätssicherung in der Rehabilitation

Die Entwicklung des QS-Reha-Verfahrens wurde von den Spitzenverbänden der Gesetzlichen Krankenkassen in Auftrag gegeben. Unter Federführung der Abteilung Qualitätsmanagement und Sozialmedizin der Universität Freiburg und des Instituts und der Poliklinik für medizinische Psychologie des Universitätsklinikums Hamburg wurde und wird dieses System entwickelt und wissenschaftlich begleitet. Beteiligt waren verschiedene klinische Experten sowie der Medizinische Dienst der Spitzenverbände der Krankenkassen (MDS) und der Medizinische Dienst der Krankenkassen (MDK).

Das QS-Reha-Verfahren beinhaltet eine externe, klinikvergleichende Prüfung der Struktur-, Prozess- und Ergebnisqualität sowie der Patientenzufriedenheit nach dem Konzept des „Qualitätsprofils". Dazu müssen Einrichtungen mit festgelegten Instrumenten die Qualität erfassen. Die daraus entstehenden Qualitätsprofile der einzelnen Einrichtungen werden dann sowohl einzeln bewertet als auch im Vergleich betrachtet.

Folgende Instrumente werden verwendet:

Tab. 2: Die Instrumente des QS-Reha

Qualitätsdimension	**Instrument**
Strukturqualität	Indikationsspezifische Bewertungskriterien der Strukturqualität von stationären Einrichtungen → Strukturerhebungsbogen
Prozessqualität	Peer-Review-Verfahren: Auf der Basis von anonymisierten Patientenunterlagen bewerten geschulte Rehabilitationsmediziner mittels Checkliste und Manual aus einem Zeitraum von drei Monaten 20 zufällig ausgewählte Patientenfälle → Checklisten und Manual
Ergebnisqualität	Fragebogenbewertung: Befragung des somatischen, funktionalen und psychosozialen Status des Patienten bei Aufnahme, Entlassung und 6 Monate nach Entlassung von 200 konsekutiv aufgenommenen Patienten und Befragung des Arztes zu Aufnahme-, Ziel- und Entlassungswerten der entsprechenden Patientengruppe → Arztbogen, indikationsspezifischer patientenseitiger Fragebogen (IRES)
Mitarbeiterzufriedenheit	Die Erhebung der MA-Zufriedenheit ist optional; sie sollte für alle Mitarbeiter mit mind. 50 %-Stelle erfolgen → Fragebogen MiZu-Reha
Visitation (in 20 % der Einrichtungen)	Die Auswahl der Einrichtungen erfolgt durch das wissenschaftliche Institut in der Regel nach dem Zufallsprinzip; Visitationen dienen dazu, die Angaben der Einrichtungen zu überprüfen sowie weiterführende/differenziertere Angaben zu erhalten. Die Visitation erfolgt durch einen erfahrenen Rehabilitationsmediziner und einen Experten für Qualitätsmanagement in Rehabilitationseinrichtungen. → Visitationscheckliste
Alle Instrumente sind als Download auf der Homepage zu bekommen (s. u.).	

Alle Einrichtungen, die sich am QS-Reha-Verfahren beteiligen und die entsprechenden Daten den Krankenkassen bereitstellen, dürfen das QS-Reha-Logo verwenden.

Die Qualitätsprofile der Einrichtungen, die in einem Ergebnisbericht zusammengefasst werden, können von den Krankenkassen eingesehen werden. Sie sollen eine qualitätsorientierte Belegungs- und Vergütungsgestaltung ermöglichen.

Das Verfahren wurde zunächst für stationäre Reha-Einrichtungen entwickelt und wird nun sukzessive auch auf ambulante Rehabilitation erweitert. Zudem soll es mit dem Verfahren der Rentenversicherungen zusammengebracht werden.

Homepage: www.qs-reha.de

7.7 Reha-QS (DR)

Reha-QS: Reha-Qualitätssicherung

Zur ständigen Verbesserung der Leistungen zur medizinischen und beruflichen Rehabilitation setzt die Deutsche Rentenversicherung (DR) Instrumente und Verfahren der Reha-Qualitätssicherung (Reha-QS) ein. Alle rentenversicherungseigenen oder von der Rentenversicherung federführend belegten Rehabilitationseinrichtungen oder -fachabteilungen nehmen an den Reha-QS-Aktivitäten teil und melden die Ergebnisse regelmäßig an die Rentenversicherungsträger. Dies soll das einrichtungsinterne Qualitätsmanagement fördern und die Transparenz des Leistungsgeschehens erhöhen.

Beim Reha-QS-Verfahren der Rentenversicherungen kommen verschiedene Instrumente zum Einsatz. Es geht um eine vergleichende Analyse der Struktur-, Prozess- und Ergebnisqualität auf der Basis von Datenerhebungen und -auswertungen mit wissenschaftlich erprobten Instrumenten und Verfahren.

Entsprechend gehören folgende Komponenten zur Reha-QS:

- **Erhebung der Strukturdaten der Reha-Einrichtung**
  Es geht um die Erfassung und Abbildung der personellen, technischen, diagnostischen und therapeutischen Ressourcen nach indikationsspezifischen Gesichtspunkten mit einem entsprechenden Erhebungsbogen. Er beinhaltet auch Fragen nach konzeptionellen Grundlagen, internem Qualitätsmanagement, internen Kommunikationsstrukturen und nach Personalentwicklung. Die Strukturdaten stehen den Rentenversicherungsträgern zur Zuweisungssteuerung zur Verfügung.

- **Rehabilitandenbefragung zur Behandlungszufriedenheit**
  Im Rahmen einer kontinuierlichen monatlichen Stichprobenerhebung werden jeweils ca. 20 Patienten etwa 8-12 Wochen nach der Entlassung angeschrieben, die Zufriedenheit mit der Maßnahme in einem Fragebogen zu bewerten. Der Rentenversicherungsträger und die Reha-Einrichtungen erhalten halbjährige Auswertungen zusammen mit Vergleichswerten aus anderen Einrichtungen.
- **Peer-Review zur Bewertung des Reha-Verlaufs**
  Von geschulten und erfahrenen Reha-Medizinern des jeweiligen Fachgebietes werden zufällig ausgewählte anonymisierte ärztliche Entlassungsbereiche sowie Therapiepläne begutachtet. Die Bewertung basiert auf einer indikationsspezifischen Checkliste qualitätsrelevanter Merkmale der Rehabilitation und einem Handbuch. Das Peer-Review-Verfahren wird in zweijährigen Intervallen durchgeführt. Je Einrichtung werden etwa 20 Einzelfälle betrachtet.
- **KTL/Leitlinien**
  Die Klassifikation therapeutischer Leistungen (KTL) wird zur Dokumentation des therapeutischen Leistungsspektrums genutzt. Prozessleitlinien für die medizinische Rehabilitation als Entscheidungshilfen für die medizinische Versorgung nach dem jeweiligen aktuellen wissenschaftlichen Stand sollen helfen, Versorgungsdefizite zu vermeiden und erhöhte Transparenz schaffen. Die Rentenversicherungsträger sind aktiv an der Leitlinienentwicklung beteiligt. Die Analyse und Bewertung der KTL-Daten unter Berücksichtigung der Leitlinien stellen ein Mittel zur Qualitätsprüfung dar.

Die Erhebungsbögen, Checklisten und Manuale stehen auf der Homepage der DR zur Verfügung.

Homepage: www.deutsche-rentenversicherung-bund.de

7.8 qu.int.as/MAAS-BGW

qu:	Qualitätsmanagement mit
in:	integriertem
as:	Arbeitsschutz
MA:	Managementanforderungen zum
AS:	Arbeitsschutz der
BGW:	Berufsgenossenschaft für Wohlfahrtspflege

Insbesondere für Einrichtungen des Gesundheitswesens sind Prävention und Arbeitsschutz elementare Anteile von Qualitätsmanagement. Entsprechend wurde durch die Berufsgenossenschaft für Wohlfahrtspflege ein Konzept entwickelt, das Qualitätsmanagement und Arbeitsschutz verbindet. Durch ein ergänzendes Modul für bestehende Zertifizierungsverfahren bzw. die Adaption des Zertifizierungsverfahrens um die Anforderungen an den Arbeitsschutz (MAAS) ist nun eine Zertifizierung möglich, die mit dem qu.int.as-Zertifikat abschließt.
Für folgende Verfahren ist eine ergänzende qu.int.as-Zertifizerung möglich:

- KTG
- DIN EN ISO 9001:200
- EFQM
- proCum Cert
- ISO PLUS

Homepage: www.bgw-online.de

7.9 IQH

I:	Institut für
Q:	Qualitätssicherung in der
H:	Heilmittelversorgung

Das IQH ist ein eigenständiger Verein, dessen Mitglieder sich aus Berufsverbänden der Heilmittelerbringer (auch des DVE) zusammensetzen. Ziel der Vereinsgründung war es, Qualitätsmanagement im Heilmittelbereich von der verbandspolitischen Arbeit unabhängig zu machen und die vereinten Kompetenzen und gemeinsamen Interessen der verschiedenen Heilmittelerbringer zu bündeln, um so auch gegenüber Dritten (Ärzten, Kostenträgern und Gesundheitspolitik) eine höhere Akzeptanz zu erreichen.
Die Aufgaben des IQH sind:

- die Weiterentwicklung des Qualitätsmanagements
- die Sicherstellung der Einhaltung gesetzlicher Normen
- die Schaffung funktioneller Rahmenbedingungen
- die Vertretung der Interessen der Selbstständigen Heilmittelerbringer in Bezug auf Qualitätsmanagement

Ein Kuratorium aus qualifizierten Fachleuten aus den Bereichen Gesundheitspolitik, Wissenschaft und Wirtschaft ist zuständig für:

- Ausarbeitung von Maßnahmen zur Qualitätssicherung in der Heilmittelversorgung
- Beschlussfassung über Workshop-Inhalte
- Beschlussfassung über Mindeststandards für die Vergabe eines Zertifikats
- Beschlussfassung über Durchführungs- und Prüfungsbestimmungen im Hinblick auf die Vergabe eines Qualitätszeichens
- Einsatz für Akzeptanz von IQH im Gesundheitswesen

Damit steht ein Instrument zur Einführung und Überprüfung von systematischen Qualitätsmanagementmaßnahmen zur Verfügung, das auf die Bedürfnisse der Heilmittelerbringer abgestimmt ist. Dabei steht die ambulante Heilmittelpraxis mit folgenden Schwerpunktthemen im Fokus:

- Praxisleitung
- Mitarbeiter

- Prozesse
- Messung, Analyse und Verbesserung
- Ergebnisse und Bewertung

Es besteht ein enger Bezug zum EFQM-Modell, aber auch die DIN EN ISO 9001:2000 dient als Bezugsrahmen.

Es gibt regelmäßige Workshop-Angebote, in denen eine Einweisung in das IQH-System erfolgt. Teilnehmer erhalten auch ein Musterhandbuch. Eine Zertifizierung von Heilmittelpraxen durch das IQH ist möglich.

Homepage: www.iqhv.de

7.10 TQM, KVP und andere QM-Systeme

Neben den bisher beschriebenen QM-Systemen und Verfahren gibt es auch Systeme, die eher grundlegender Art sind und eher einer Philosophie und Grundhaltung entsprechen. Sie finden sich (zumindest in Anteilen) auch in anderen Verfahren wieder.

Dazu gehört beispielsweise Total Quality Management (TQM) oder Kontinuierlicher Veränderungsprozess (KVP). Bei beiden Sichtweisen wird Qualität zum zentralen und immerwährenden Thema in der Unternehmensphilosophie und Unternehmenskultur. Qualität wird Ziel und Maßstab von Unternehmenserfolg. Eine solche Sichtweise kann sich nur langfristig über Vorbildfunktion der Geschäftsleitung in einem Unternehmen etablieren. Durch eine so veränderte Sichtweise und Werthaltung, die Qualität zum Mittelpunkt machen, sollen Arbeitsprozesse und insbesondere die Zusammenarbeit an Schnittstellen kontinuierlich durch das Bestreben jedes einzelnen Mitarbeiters verbessert werden.

8 Der Bezugsrahmen für Qualitätsanforderungen für die Ergotherapie

Die Planung und Umsetzung eines Qualitätsmanagements oder auch qualitätsentwickelnder oder -sichernder Maßnahmen muss grundsätzlich berücksichtigen, in welchem Bezugsrahmen die Leistung erbracht bzw. angeboten werden muss.

Dabei gilt es auch die Verbindlichkeit von Vorgaben zu prüfen und gegebenenfalls zu berücksichtigen. Folgende Fragen sollten dabei zielführend sein:

- Welche gesetzlichen Vorgaben und Richtlinien müssen berücksichtigt werden?
- Gibt es konkrete Bestimmungen zum Qualitätsmanagement (z. B. im relevanten Sozialgesetzbuch)
- Welche Vorgaben machen die Kostenträger?
- Welche Vorgaben sind intern (z. B. durch den Träger oder die Einrichtung) formuliert?
- Gibt es Leitlinien von medizinischen Fachgesellschaften?
- Gibt es ergotherapeutische Leitlinien?
- Gibt es Behandlungspfade, die zur Orientierung herangezogen werden können?

Auch wenn es im eigenen speziellen Arbeitsfeld möglicherweise nur wenige konkrete Vorgaben oder Richtlinien gibt, so kann es hilfreich sein, ähnliche oder angrenzende Bereiche genauer zu betrachten und sie als Orientierungs- und Argumentationshilfen zu nutzen.

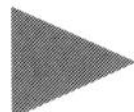

Bezüglich aller Vorgaben, Richtlinien und Leitlinien ist grundsätzlich zu berücksichtigen, dass der aktuellste Stand zu recherchieren ist.

8.1 Sozialrechtliche Rahmenbedingungen

8.1.1 SGB V (Gesetzliche Krankenversicherung)

Die für das deutsche Gesundheitswesen wesentlichen gesetzlichen Grundlagen finden sich in den verschiedenen Sozialgesetzbüchern (SGB). Dabei bildet das SGB V eine zentrale Rolle. Hier sind zunächst alle Leistungsverpflichtungen und -regelungen der gesetzlichen Krankenversicherung (GKV) beschrieben.

Für die Ergotherapie sind die Bereiche

- ambulante Behandlung (Heilmittel Ergotherapie)
- Krankenhausbehandlung
- Rehabilitation (Kostenträger ist die Krankenkasse)
- Prävention

von besonderer Bedeutung.

8.1.1.1 Anspruch auf Ergotherapie

Für die ergotherapeutische Leistung relevante Regelungen sind u. a. in folgenden Paragrafen zu finden:

Die Krankenkassen sind verpflichtet, ihren Versicherten präventive Leistungen anzubieten. Dies können auch Leistungen von Ergotherapeuten sein.

§ 20 Prävention und Selbsthilfe

(1) Die Krankenkasse soll in der Satzung Leistungen zur primären Prävention vorsehen, die die in den Sätzen 2 und 3 genannten Anforderungen erfüllen. Leistungen zur Primärprävention sollen den allgemeinen Gesundheitszustand verbessern und insbesondere einen Beitrag zur Verminderung sozial bedingter Ungleichheit von Gesundheitschancen erbringen. Der Spitzenverband Bund der Krankenkassen beschließt gemeinsam und einheitlich unter Einbeziehung unabhängigen Sachverstandes prioritäre Handlungsfelder und Kriterien für Leistungen nach Satz 1, insbesondere hinsichtlich Bedarf, Zielgruppen, Zugangswegen, Inhalten und Methodik.
(2) Die Ausgaben der Krankenkassen für die Wahrnehmung ihrer Aufgaben nach Absatz 1 und nach den §§ 20a und 20b sollen insgesamt im Jahr 2006 für jeden ihrer Versicherten einen Betrag von 2,74 Euro umfassen; sie sind in den Folgejahren entsprechend der prozentualen Verände-

rung der monatlichen Bezugsgröße nach § 18 Abs. 1 des Vierten Buches anzupassen.

Auf der Suche nach formulierten Qualitätsanforderungen für ergotherapeutische Leistungen muss festgestellt werden, dass es bezogen auf Prävention im SGB V zurzeit keine spezifischen auf Ergotherapie zielenden Formulierungen gibt.
Davon unabhängig ist der Bereich Prävention für Ergotherapeuten, ein mögliches spezifisches Tätigkeitsfeld z. B. in der betrieblichen Gesundheitsförderung.

▶ Grundsätzlicher Anspruch auf Ergotherapie

§ 27 Krankenbehandlung (Auszug)

(1) Versicherte haben Anspruch auf Krankenbehandlung, wenn sie notwendig ist, um eine Krankheit zu erkennen, zu heilen, ihre Verschlimmerung zu verhüten oder Krankheitsbeschwerden zu lindern. Die Krankenbehandlung umfasst

3. Versorgung mit Arznei-, Verband-, Heil- und Hilfsmitteln,
5. Krankenhausbehandlung,
6. Leistungen zur medizinischen Rehabilitation und ergänzende Leistungen.

Hiermit wird festgelegt, dass Versicherte Anspruch auf die aufgeführten Leistungen haben, somit auch auf *Ergotherapie.*

▶ Ergotherapie im Krankenhaus

§ 39 Krankenhausbehandlung (Auszug)

(1) Die Krankenhausbehandlung wird vollstationär, teilstationär, vor- und nachstationär (§ 115a) sowie ambulant (§ 115b) erbracht. (...) Die Krankenhausbehandlung umfasst im Rahmen des Versorgungsauftrags des Krankenhauses alle Leistungen, die im Einzelfall nach Art und Schwere der Krankheit für die medizinische Versorgung der Versicherten im Krankenhaus notwendig sind, insbesondere ärztliche Behandlung (§ 28 Abs. 1),

Krankenpflege, Versorgung mit Arznei-, **Heil- und Hilfsmitteln,** (...). (Hervorhebung durch den Verfasser)

Ergotherapie, als ein Heilmittel, ist somit Bestandteil einer Krankenhausbehandlung.

▶ Ergotherapie in der medizinischen Rehabilitation

§ 40 Leistungen zur medizinischen Rehabilitation (Auszug)
(1) Reicht bei Versicherten eine ambulante Krankenbehandlung nicht aus, um die in § 11 Abs. 2 beschriebenen Ziele zu erreichen, erbringt die Krankenkasse aus **medizinischen Gründen erforderliche** ambulante Rehabilitationsleistungen (...). (Hervorhebung durch den Verfasser)
(2) Reicht die Leistung nach Absatz 1 nicht aus, erbringt die Krankenkasse stationäre Rehabilitation mit Unterkunft und Verpflegung in einer nach § 20 Abs. 2a des Neunten Buches zertifizierten Rehabilitationseinrichtung, mit der ein Vertrag nach § 111 besteht.

Ergotherapie, als ein Heilmittel, ist somit Bestandteil einer medizinischen Rehabilitation, soweit sie aus *medizinischen Gründen erforderlich* ist.
Ist der Kostenträger nicht die Krankenkasse, so müssen SGB VII (Unfallversicherung) und SGB VI (Rentenversicherung) berücksichtigt werden.

▶ Ergotherapie als ambulantes Heilmittel

§ 124 Zulassung (Auszug)
(1) Heilmittel, die als Dienstleistungen abgegeben werden, insbesondere Leistungen der physikalischen Therapie, der Sprachtherapie oder der **Ergotherapie,** dürfen an Versicherte nur von zugelassenen Leistungserbringern abgegeben werden.
(2) Zuzulassen ist, wer

1. die für die Leistungserbringung erforderliche Ausbildung sowie eine entsprechende zur Führung der Berufsbezeichnung berechtigende Erlaubnis besitzt,

2. über eine Praxisausstattung verfügt, die eine zweckmäßige und wirtschaftliche Leistungserbringung gewährleistet, und
3. die für die Versorgung der Versicherten geltenden Vereinbarungen anerkennt.

(Hervorhebung durch den Verfasser)

§ 125 Rahmenempfehlungen und Verträge (Auszug)

Der Spitzenverband Bund der Krankenkassen und die für die Wahrnehmung der Interessen der Heilmittelerbringer maßgeblichen Spitzenorganisationen auf Bundesebene sollen unter Berücksichtigung der Richtlinien nach § 92 Abs. 1 Satz 2 Nr. 6 gemeinsam Rahmenempfehlungen über die einheitliche Versorgung mit Heilmitteln abgeben; (...)
In den Rahmenempfehlungen sind insbesondere zu regeln:

1. Inhalt der einzelnen Heilmittel einschließlich Umfang und Häufigkeit ihrer Anwendungen im Regelfall sowie deren Regelbehandlungszeit,
2. Maßnahmen zur Fortbildung und Qualitätssicherung, die die Qualität der Behandlung, der Versorgungsabläufe und der Behandlungsergebnisse umfassen,
3. Inhalt und Umfang der Zusammenarbeit des Heilmittelerbringers mit dem verordnenden Vertragsarzt.

Im Zusammenhang mit dem § 27 Nr. 3 ist hier die ambulante *Dienstleistung Heilmittel Ergotherapie* geregelt. Zudem ist hier auch festgelegt, dass im Rahmen von (Heilmittel-)Richtlinien und Rahmenempfehlungen alle Leistungserbringungsaspekte festzulegen sind (s. a. Kap. 8.3).

8.1.1.2 Anforderungen bezüglich der Qualität

▶ Grundsätzliche Bestimmungen zur Qualitätssicherung (GKV)

§ 135a Verpflichtung zur Qualitätssicherung (Auszug)

(1) Die Leistungserbringer sind zur Sicherung und Weiterentwicklung der Qualität der von ihnen erbrachten Leistungen verpflichtet. Die Leistungen müssen dem jeweiligen Stand der wissenschaftlichen Erkenntnisse entsprechen und in der fachlich gebotenen Qualität erbracht werden.
(2) Vertragsärzte, **medizinische Versorgungszentren, zugelassene Krankenhäuser,** Erbringer von Vorsorgeleistungen oder **Rehabilitationsmaßnahmen** und Einrichtungen, mit denen ein Versorgungsvertrag nach § 111a besteht, sind nach Maßgabe der §§ 137 und 137d verpflichtet,

1. sich an einrichtungsübergreifenden Maßnahmen der Qualitätssicherung zu beteiligen, die insbesondere zum Ziel haben, die Ergebnisqualität zu verbessern und
2. einrichtungsintern ein Qualitätsmanagement einzuführen und weiterzuentwickeln. (...)

(Hervorhebung durch den Verfasser)

Hier ist die grundsätzliche Verpflichtung zur Qualitätssicherung (für Leistungen, bei denen der Kostenträger die GKV ist) geregelt. Der Bereich ambulante Heilmittel (Ergotherapie) nach § 124/125 ist hier nicht aufgeführt (s. Kap. 8.4).

8.1.2 SGB VI (Gesetzliche Rentenversicherung)

Im Zusammenhang ergotherapeutischer Leistungen ist der Kostenträger Rentenversicherung vor allem bezüglich ambulanter und stationärer Rehabilitationsleistungen relevant (s. a. Leitlinien Kap. 8.4 und KTL Kap. 8.5).

§ 13 Leistungsumfang (Auszug)
(1) Der Träger der Rentenversicherung bestimmt im Einzelfall unter Beachtung der Grundsätze der Wirtschaftlichkeit und Sparsamkeit Art, Dauer, Umfang, Beginn und Durchführung dieser Leistungen sowie die Rehabilitationseinrichtung nach pflichtgemäßem Ermessen.

§ 15 Leistungen zur medizinischen Rehabilitation (Auszug)
(1) Die Träger der Rentenversicherung erbringen im Rahmen von Leistungen zur medizinischen Rehabilitation Leistungen nach den §§ 26 bis 31 des Neunten Buches, ausgenommen Leistungen nach § 26 Abs. 2 Nr. 2 und § 30 des Neunten Buches. (...) Die stationären Leistungen zur medizinischen Rehabilitation werden einschließlich der erforderlichen Unterkunft und Verpflegung in Einrichtungen erbracht, die unter **ständiger ärztlicher Verantwortung und unter Mitwirkung von besonders geschultem Personal** entweder von dem Träger der Rentenversicherung selbst betrieben werden (...) Die Einrichtung braucht nicht unter ständiger ärztlicher Verantwortung zu stehen, wenn die Art der Behandlung dies

nicht erfordert. Die Leistungen der Einrichtungen der medizinischen Rehabilitation müssen nach Art oder Schwere der Erkrankung erforderlich sein. *(Hervorhebung durch den Verfasser)*

Im Kontext der Deutschen Rentenversicherung muss die Ergotherapie bzw. der ergotherapeutische Leistungserbringer sehr sorgfältig recherchieren, welche qualitativen Verpflichtungen vom Kostenträger für die einzelnen Krankheitsbilder bereits formuliert sind. Als Abteilung gilt es dies selbst zu recherchieren und nicht „nur" darauf zu warten, dass die eigene Einrichtung dies übernimmt.

8.1.3 SGB VII (Gesetzliche Unfallversicherung)

▸ Ergotherapie, wenn sie zu den „geeigneten Mitteln" gehört

§ 1 Prävention, Rehabilitation, Entschädigung (Auszug)
Aufgabe der Unfallversicherung ist es, nach Maßgabe der Vorschriften dieses Buches
1. mit allen geeigneten Mitteln Arbeitsunfälle und Berufskrankheiten sowie arbeitsbedingte Gesundheitsgefahren zu verhüten,
2. nach Eintritt von Arbeitsunfällen oder Berufskrankheiten die Gesundheit und die Leistungsfähigkeit der Versicherten mit allen geeigneten Mitteln wiederherzustellen (...)

§ 27 Umfang der Heilbehandlung (Auszug)
(1) Die Heilbehandlung umfasst insbesondere
(...)
4. Versorgung mit Arznei-, Verband-, Heil- und Hilfsmitteln, (...)
6. Behandlung in Krankenhäusern und Rehabilitationseinrichtungen,
7. Leistungen zur medizinischen Rehabilitation nach § 26 Abs. 2 Nr. 1 und 3 bis 7 und Abs. 3 des Neunten Buches. (...)

▸ Ergotherapie (Beschäftigungstherapie) ist ein Heilmittel

§ 30 Heilmittel
Heilmittel sind alle ärztlich verordneten Dienstleistungen, die einem Heilzweck dienen oder einen Heilerfolg sichern und nur von entsprechend

ausgebildeten Personen erbracht werden dürfen. Hierzu gehören insbesondere Maßnahmen der physikalischen Therapie sowie der Sprach- und **Beschäftigungstherapie.**
(Hervorhebung durch den Verfasser)

Die gesetzliche Unfallversicherung ist der Kostenträger bei betrieblichen Unfällen und Berufskrankheiten. Ergotherapie ist in diesem Behandlungsauftrag eine Leistung im Rahmen der Heilbehandlung.

8.1.4 SGB IX (Rehabilitation und Teilhabe behinderter Menschen)

Das SGB IX hat innerhalb der einzelnen Sozialgesetzbücher eine besondere Rolle. Es regelt die sozialrechtlichen Ansprüche Behinderter und von Behinderung bedrohter Menschen. Dabei verweist es auf den jeweils zuständigen Kostenträger (z. B. die gesetzliche Krankenkasse oder die Rentenversicherung). Somit regelt das SGB IX nicht die Leistungen eines Kostenträgers, sondern die Leistungsansprüche einer bestimmten Personengruppe gegenüber allen Sozialversicherungsträgern.

8.1.4.1 Anspruch auf Ergotherapie

- **Ergotherapie wiederum als eine „notwendige Sozialleistung"**

§ 4 Leistungen zur Teilhabe (Auszug)
(1) Die Leistungen zur Teilhabe umfassen die notwendigen Sozialleistungen, um unabhängig von der Ursache der Behinderung
1. die Behinderung abzuwenden, zu beseitigen, zu mindern, ihre Verschlimmerung zu verhüten oder ihre Folgen zu mildern,
2. Einschränkungen der Erwerbsfähigkeit oder Pflegebedürftigkeit zu vermeiden, zu überwinden, zu mindern oder eine Verschlimmerung zu verhüten (...),
3. die Teilhabe am Arbeitsleben entsprechend den Neigungen und Fähigkeiten dauerhaft zu sichern (...)

- **Ergotherapie (Beschäftigungstherapie) ist ein Heilmittel.**
- **Auch die Belastungserprobung und die Arbeitstherapie sind hier Bestandteil der medizinischen Rehabilitation.**

§ 26 Leistungen zur medizinischen Rehabilitation (Auszug)

(1) Zur medizinischen Rehabilitation behinderter und von Behinderung bedrohter Menschen werden die erforderlichen Leistungen erbracht, um (...)

(2) Leistungen zur medizinischen Rehabilitation umfassen insbesondere

1. Behandlung durch Ärzte, Zahnärzte und Angehörige anderer Heilberufe, soweit deren Leistungen unter ärztlicher Aufsicht oder auf ärztliche Anordnung ausgeführt werden, einschließlich der Anleitung, eigene Heilungskräfte zu entwickeln,
   (...)
4. Heilmittel einschließlich physikalischer, Sprach- und Beschäftigungstherapie,
   (...)
7. Belastungserprobung und Arbeitstherapie.
   (...)

- **Auch im Bereich der Teilhabe am Arbeitsleben sind ergotherapeutische Leistungsaspekte zu finden.**

§ 33 Leistungen zur Teilhabe am Arbeitsleben (Auszug)

(1) Zur Teilhabe am Arbeitsleben werden die erforderlichen Leistungen erbracht, um die Erwerbsfähigkeit behinderter oder von Behinderung bedrohter Menschen entsprechend ihrer Leistungsfähigkeit zu erhalten, zu verbessern, herzustellen oder wiederherzustellen und ihre Teilhabe am Arbeitsleben möglichst auf Dauer zu sichern.

(...)

(3) Die Leistungen umfassen insbesondere

1. Hilfen zur Erhaltung oder Erlangung eines Arbeitsplatzes einschließlich Leistungen zur Beratung und Vermittlung, Trainingsmaßnahmen und Mobilitätshilfen, (...)
6. sonstige Hilfen zur Förderung der Teilhabe am Arbeitsleben, um behinderten Menschen eine angemessene und geeignete Beschäftigung oder eine selbstständige Tätigkeit zu ermöglichen und zu erhalten.
   (...)

(8) Leistungen nach Absatz 3 Nr. 1 und 6 umfassen auch
(...)
3. die Kosten einer notwendigen Arbeitsassistenz für schwerbehinderte Menschen als Hilfe zur Erlangung eines Arbeitsplatzes.
(...)

▶ **Ergotherapeutische Leistungen zur Unterstützung und Verbesserung der Teilhabe am Leben in der Gemeinschaft.**

§ 55 Leistungen zur Teilhabe am Leben in der Gemeinschaft (Auszug)
(1) Als Leistungen zur Teilhabe am Leben in der Gemeinschaft werden die Leistungen erbracht, die den behinderten Menschen die Teilhabe am Leben in der Gesellschaft ermöglichen oder sichern oder sie so weit wie möglich unabhängig von Pflege machen und nach den Kapiteln 4 bis 6 nicht erbracht werden.
(2) Leistungen nach Absatz 1 sind insbesondere
(...)
3. Hilfen zum Erwerb praktischer Kenntnisse und Fähigkeiten, die erforderlich und geeignet sind, behinderten Menschen die für sie erreichbare Teilnahme am Leben in der Gemeinschaft zu ermöglichen,
4. Hilfen zur Förderung der Verständigung mit der Umwelt,
5. Hilfen bei der Beschaffung, dem Umbau, der Ausstattung und der Erhaltung einer Wohnung, die den besonderen Bedürfnissen der behinderten Menschen entspricht,
6. Hilfen zu selbstbestimmtem Leben in betreuten Wohnmöglichkeiten,
7. Hilfen zur Teilhabe am gemeinschaftlichen und kulturellen Leben.

Im SGB IX sind sehr umfassend die Teilhaberechte der Personengruppe der Behinderten und von Behinderung bedrohter Menschen beschrieben. Viele dieser ‚Rechte' sind gegenwärtig im Versorgungsalltag noch nicht erfolgreich umgesetzt. Die nächsten Jahre werden zeigen, wie und in welchem Umfang die im Grundsatz sehr positiven rechtlichen Ansprüche umgesetzt werden. Es ist oder wäre ein Betätigungsfeld für die Ergotherapie. Dies im Besonderen, da der Aspekt der Teilhabe für die Ergotherapie nahezu eine Selbstverständlichkeit ist oder sein müsste.

8.1.4.2 Anforderungen bezüglich der Qualität

▶ **Die grundsätzliche Verpflichtung zu Qualitätssicherung**

§ 20 Qualitätssicherung (Auszug)
(1) Die Rehabilitationsträger nach § 6 Abs. 1 Nr. 1 bis 5 vereinbaren gemeinsame Empfehlungen zur Sicherung und Weiterentwicklung der Qualität der Leistungen, insbesondere zur barrierefreien Leistungserbringung, sowie für die Durchführung vergleichender Qualitätsanalysen als Grundlage für ein effektives Qualitätsmanagement der Leistungserbringer. (...)
(2) Die Erbringer von Leistungen stellen ein Qualitätsmanagement sicher, das durch zielgerichtete und systematische Verfahren und Maßnahmen die Qualität der Versorgung gewährleistet und kontinuierlich verbessert. Stationäre Rehabilitationseinrichtungen haben sich an dem Zertifizierungsverfahren nach Absatz 2a zu beteiligen.

Hier wurde direkt ins Gesetz aufgenommen, dass durch „zielgerichtete und systematische Verfahren und Maßnahmen die Qualität der Versorgung gewährleistet und kontinuierlich verbessert" werden muss. Ein bestimmtes QM-Verfahren wird nicht vorgegeben, wohl aber die Verpflichtung zur Zertifizierung.

8.1.5 SGB XI (Pflegeeinrichtungen)

Das SGB IX ist die gesetzliche Grundlage für Pflegeeinrichtungen. Darin ist kein gesetzlicher Anspruch auf Ergotherapie in Pflegeeinrichtungen verankert. Es wird lediglich festgelegt, dass die Einrichtung die Aufgabe hat, ihre Angebote so zu gestalten, dass die Bewohner sich wohlfühlen, mitwirken können und bei Tätigkeiten unterstützt werden. Grundsätzlich geht es um die Begriffe „Aktivierende Pflege" und „Betreuung", deren Ausgestaltung aber nicht definiert ist. So ist nicht festgelegt, wer, genauer welche Berufsgruppe, die „betreuenden Angebote" gestaltet oder wie sie inhaltlich aussehen sollen.

Therapieleistungen im klassischen kurativen Sinn sind in keiner Weise als Aufgabe der Einrichtung gefordert. Wenn hier im Einzelfall eine Notwendigkeit besteht (z. B. sensomotorisch-perzeptive Behandlung nach

Schlaganfall), kann auf Grundlage des SGB V eine Heilmittelverordnung ausgestellt werden.

Im Bereich der Pflegeeinrichtungen sind verschiedene Gesetze zu berücksichtigen, die u. a. auch qualitätsrelevante Aspekte festlegen:

- Heimgesetz
- Gesetz zur Qualitätssicherung und zur Stärkung des Verbraucherschutzes in der Pflege
- Verordnung über die Mitwirkung der Bewohnerinnen und Bewohner in Angelegenheiten des Heimbetriebes
- Gesetz über die Berufe der Altenpflege
- Verordnung über bauliche Mindestanforderungen für Altenheime, Altenwohnheime und Pflegeheime für Volljährige
- Verordnung über personelle Anforderungen für Heime

8.2 BAR-Rahmenempfehlungen/ Bundesarbeitsgemeinschaft für Rehabilitation

Die Bundesarbeitsgemeinschaft für Rehabilitation (BAR) ist ein Zusammenschluss u. a. folgender Verbände und Institutionen:

- Verbände der gesetzlichen Kranken- und Unfallversicherung,
- der Deutschen Rentenversicherung Bund,
- der Bundesagentur für Arbeit,
- der Bundesarbeitsgemeinschaft der Integrationsämter und Hauptfürsorgestellen,
- der Kassenärztlichen Bundesvereinigung

Sie ist ein Forum zum träger-, einrichtungs- und berufsübergreifenden Meinungs- und Informationsaustausch. Primär verfolgt sie das Anliegen, im Bereich der sozialrechtlichen Leistungsplanung und -gestaltung Konsense zu erzielen. Kostenträger und Leistungserbringer versuchen sich abzustimmen, um fachliche Vereinbarungen zu entwickeln.

Auf ihrer Homepage definiert die BAR ihre Ziele wie folgt:

> „Satzungsgemäß ist es primäres Ziel und Anliegen der BAR, darauf hinzuwirken, dass die Leistungen der Rehabilitation nach gleichen Grundsätzen zum Wohle der behinderten und chronisch kranken

Menschen durchgeführt werden. Die BAR gewährleistet bei enger Kooperation und Koordination der beteiligten Leistungsträger mit einem interdisziplinären Ansatz im Zusammenspiel mit Fachdisziplinen, Berufsgruppen und Betroffenen eine lückenlose und zielgenaue Rehabilitation."

Hierfür verabschiedet die BAR für verschiedenste Fachbereiche/Patientengruppen BAR-Rahmenempfehlungen & Arbeitshilfen.

Diese können fachliche Orientierung für die eigenen Überlegungen zur Qualitätsentwicklung bzw. zum Aufbau eines Qualitätsmanagements bieten.

BAR-Rahmenempfehlungen und Arbeitshilfen liegen u. a. zu folgenden Bereichen vor:

- Rahmenempfehlungen zur ambulanten Rehabilitation bei psychischen und psychosomatischen Erkrankungen
- Rahmenempfehlungen zur ambulanten Rehabilitation bei muskuloskelettalen Erkrankungen
- Rahmenempfehlungen zur ambulanten neurologischen Rehabilitation
- Empfehlungen zur neurologischen Rehabilitation von Patienten mit schweren und schwersten Hirnschädigungen in den Phasen B und C
- Arbeitshilfe für die Rehabilitation und Teilhabe Schädel-Hirn-verletzter Kinder und Jugendlicher
- Arbeitshilfe für die Rehabilitation von Schlaganfallpatienten
- Arbeitshilfe für die stufenweise Wiedereingliederung in den Arbeitsprozess
- Arbeitshilfe für die Rehabilitation und Teilhabe psychisch kranker und behinderter Menschen
- Arbeitshilfe zur geriatrischen Rehabilitation
- Arbeitshilfe für die Rehabilitation und Teilhabe psychisch kranker und behinderter Menschen

Es ist grundsätzlich zu empfehlen, zu Beginn eines QM-Entwicklungsprozesses zu recherchieren, ob es für den eigenen Arbeitsbereich BAR-Rahmenempfehlungen oder Arbeitshilfen gibt. Zum Teil folgen diese auch bereits den Termini der ICF. In vielen sind auch die Aufgaben der Ergotherapie (Arbeitstherapie) beschrieben.

8.2.1 Ambulante Rehabilitation – Zulassungsbedingungen

Im engen Zusammenhang mit den Rahmenempfehlungen der BAR (s. 8.2) stehen die Zulassungsbedingungen zur Erbringung von Leistungen der ambulanten Rehabilitation. Federführend sind hier die gesetzlichen Krankenkassen. Sie haben für verschiedene Erkrankungsgruppen individuelle Vorgaben formuliert, die qualitative und quantitative Anforderungen festlegen. Die entsprechenden Bar-Rahmenempfehlungen bildeten die jeweilige Grundlage. Aus mehreren Gründen sind sie unter Qualitätsmanagementgesichtspunkten und im Kontext der Ergotherapie besonders interessant:

- qualitative Grundlage bildet immer die ICF
- es sind detaillierte inhaltliche Anforderungen formuliert – auch für ergotherapeutische (arbeitstherapeutische) Leistungen
- es sind für die einzelnen Berufsgruppen Stellenschlüssel angegeben

Ende 2008 sind folgende Zulassungsbedingungen veröffentlicht:

- Muskulo-skelettale Erkrankungen
- Neurologische Erkrankungen
- Kardiologische Erkrankungen
- Geriatrische Rehabilitation
- Mobile geriatrische Rehabilitation
- Dermatologische Rehabilitation
- Onkologische Rehabilitation
- Psychische und psychosomatische Erkrankungen

Wer in seinem Tätigkeitsfeld danach sucht, wo bereits unter Qualitätsgesichtspunkten Leistungsanforderungen beschrieben sind, der sollte die Zulassungsbedingungen zur ambulanten Rehabilitation recherchieren. Sie stellen gegenwärtig die am konsequentesten nach ICF-Gesichtspunkten beschriebenen Leistungsbeschreibungen. Zudem sind Stellenschlüssel aufgeführt.

8.3 Rehabilitation BGSW (DGUV/Unfallversicherung)

Die Berufsgenossenschaftliche Stationäre Weiterbehandlung (BGSW) ist ein Instrument der medizinischen Rehabilitation, das greift, wenn der Kostenträger die gesetzliche Unfallversicherung ist (z. B. bei Arbeitsunfällen).

> „Die Berufsgenossenschaftliche Stationäre Weiterbehandlung (BGSW) ermöglicht die stationäre Rehabilitation im unmittelbaren Anschluss an die Akutphase bei Verletzungen des Stütz- und Bewegungsapparates, peripheren Nervenverletzungen und Schädel-Hirnverletzungen. Sie wird zur Optimierung des Rehabilitationserfolgs dann durchgeführt, wenn ambulante Leistungen zur medizinischen Rehabilitation nicht ausreichen.
> Dabei wird eine intensive physiotherapeutische/krankengymnastische Behandlung unter ärztlicher Leitung mit weiteren Behandlungselementen, insbesondere muskuläres Aufbautraining, Ergotherapie und Logopädie kombiniert." (DGUV 2008)

Für die BGSW wurden sowohl bei Verletzungen des Stütz- und Bewegungsapparates als auch des zentralen und peripheren Nervensystems Qualitätsanforderungen vom Kostenträger formuliert, die die leistungserbringenden Kliniken erfüllen müssen.

Im Folgenden wird der Auszug zu den Anforderungen zur Ergotherapie wiedergegeben (DGUV 2006):

Bei Verletzungen des Stütz- und Bewegungsapparates

- Ergotherapeuten
  Mindestens zwei Ergotherapeuten
  - mit staatlicher Anerkennung als Ergotherapeut
  - mindestens 2-jähriger Tätigkeit nach der staatlichen Anerkennung mit Schwerpunkt in der Behandlung Unfallverletzter, davon mindestens 6 Monate in einer Unfallklinik, chirurgischen/orthopädischen Abteilung eines Krankenhauses/einer Rehabilitationsklinik; diese Tätigkeit darf nicht länger als zwei Jahre zurückliegen
  - Erfahrungen oder Fortbildungen in der Hilfsmittelversorgung

- Zusatzqualifikationen in Behandlungstechniken auf neurologisch/ neurophysiologischer Grundlage (z. B. Vojta, Bobath) von mindestens 100 Stunden

Bei Verletzungen des zentralen und peripheren Nervensystems

- Ergotherapeuten
  Mindestens zwei Ergotherapeuten mit
  - staatlicher Anerkennung als Ergotherapeut
  - mindestens 2-jähriger Tätigkeit nach der staatlichen Anerkennung mit Schwerpunkt in der Behandlung neurologischer Unfallverletzter, davon mindestens 6 Monate in einer Unfallklinik, oder in einem relevanten klinischen Fachbereich der Neurologie oder Neurochirurgie, oder in einer entsprechenden Rehabilitationsklinik; diese Tätigkeit darf nicht länger als zwei Jahre zurückliegen
  - Erfahrungen oder Fortbildungen in der Hilfsmittelversorgung (funktionelle Orthesen, Hilfsmittel für Aktivitäten des täglichen Lebens und Beruf)
  - Zusatzqualifikationen in Behandlungstechniken auf neurologisch/ neurophysiologischer Grundlage (z. B. Vojta, Bobath, Affolter, Perfetti) von mindestens 100 Stunden
  - Erfahrungen im systematischen Schreibtraining (z. B. nach Prof. Mai)

8.4 Heilmittelrichtlinie & Rahmenempfehlungen ambulantes Heilmittel Ergotherapie

Bekommen gesetzlich krankenversicherte Patienten in Deutschland eine ambulante ergotherapeutische Behandlung, so bilden hierfür die Heilmittelrichtlinie (SGB V § 92) und die Rahmenempfehlungen ambulantes Heilmittel Ergotherapie die Grundlage. Der gesetzliche Hintergrund ist bereits im Kapitel 8.1. SGB V §124/125 beschrieben.

Unter dem Gesichtspunkt der Qualitätsentwicklung/-sicherung sind dies im Besonderen

- die Gemeinsamen Zulassungsempfehlungen der Spitzenverbände der Krankenkassen nach § 124 Abs. 4 SGB V (Fassung vom 1.7.08)
- der § 5 des Vertrages des Deutschen Verbandes der Ergotherapeuten (DVE) und der gesetzlichen Krankenkassen (Fassung vom 1.10.08).

Erstere beschreiben die (räumlichen, materiellen und personellen) Bedingungen, die zu erfüllen sind, wenn ein Ergotherapeut oder eine Institution eine Zulassung zur Abgabe des Heilmittels Ergotherapie erhalten möchte.

Im zweiten Vertrag ist geregelt, welche Maßnahmen zur Qualitätssicherung der Leistungserbringer nach erfolgreicher Zulassung zu befolgen hat:

§ 5 Maßnahmen zur Qualitätssicherung (Auszug)

1. Der Heilmittelerbringer ist verpflichtet, sich an Qualitätssicherungsmaßnahmen zu beteiligen.
2. Der VdAK ist jederzeit berechtigt, im Rahmen der Qualitätssicherung die Erfüllung der sich aus diesem Vertrag ergebenden Pflichten zu prüfen und entsprechende Maßnahmen einzuleiten. (...)

Strukturqualität

3. Die Strukturqualität beschreibt die Möglichkeit des Therapeuten, aufgrund seiner individuellen Qualifikation, im Rahmen seines Arbeitsfeldes und unter Berücksichtigung der vorhandenen Infrastruktur qualitativ hochwertige Therapieleistungen zu erbringen. Die Strukturqualität umfasst insbesondere die organisatorischen, personellen, räumlichen und sächlichen Voraussetzungen für das Therapiegeschehen.

Prozessqualität

4. Die Prozessqualität beschreibt die Güte der ablaufenden Therapieprozesse.
5. Zur Sicherung der Prozessqualität hat der Heilmittelerbringer insbesondere Folgendes zu gewährleisten:
   - Kooperation zwischen Heilmittelerbringer und verordnendem Vertragsarzt
   - Orientierung der Behandlung an der Indikation (bestehend aus Diagnose und Leitsymptomatik), am Therapieziel und der Belastbarkeit des Versicherten
   - Anwendung des verordneten Heilmittels
   - Behandlung gemäß der Leistungsbeschreibung (vgl. Anlage 1)
   - Dokumentation des Behandlungsverlaufs gemäß Anlage 1 Ziffer 8.
6. Der Heilmittelerbringer sollte entsprechend den therapeutischen Erfordernissen bereit sein,
   - eine Abstimmung des Therapieplans mit anderen an der Behandlung Beteiligten herbeizuführen

- Patienten und deren Angehörige im Einzelfall zu beraten und
- sich z. B. an Case-Managements und an Qualitätszirkeln (insbesondere auch mit Ärzten) zu beteiligen.

7. Der Heilmittelerbringer hat für jeden behandelten Versicherten im Interesse einer effektiven und effizienten ergotherapeutischen Behandlung eine Verlaufsdokumentation zu führen und kontinuierlich je Behandlungseinheit fortzuschreiben. Sie erfolgt je Behandlungseinheit und umfasst die im Einzelnen erbrachten therapeutischen Leistungen, die Reaktion des Patienten und ggf. Besonderheiten (z. B. Abweichen von der Regelbehandlungszeit) bei der Behandlungsdurchführung.

Ergebnisqualität

8. Ergebnisqualität ist als Zielerreichungsgrad durch Maßnahmen der Heilmittelbehandlung zu verstehen. Im Behandlungsverlauf ist das Ergebnis der Heilmittelbehandlung anhand der Therapieziele in Abgleich zu den verordneten und durchgeführten Heilmittelleistungen regelmäßig zu überprüfen. Zu vergleichen ist die Leitsymptomatik bei Beginn der Behandlungsserie mit dem tatsächlich erreichten Zustand am Ende der Behandlungsserie unter Berücksichtigung des Therapieziels gemäß der ärztlichen Verordnung sowie des Befindens und der Zufriedenheit des Versicherten.

Für den Bereich der ambulanten Ergotherapie auf der Grundlage des §124/125 SGB V sind somit umfangreiche Maßnahmen zur Qualitätssicherung beschrieben. Zu betonen ist, dass hier keine konkreten QM-Modelle vorgeschrieben sind. Auch besteht keine Verpflichtung zur Zertifizierung.

Eine umfassende Beschreibung der Thematik ist im Indikationskatalog des DVE (Stand 2004) zu finden. Ergänzend können auch die aktuell vom DVE entwickelten „Leistungsbeschreibungen für Ergotherapie in der ambulanten Rehabilitation" genutzt werden. Auf Basis der ICF werden hier Ziele, Aufgaben und Maßnahmen der Ergotherapie in verschiedenen Fachbereichen beschrieben (DVE 2008).

8.5 Leitlinien

Leitlinien sind systematisch entwickelte Handlungsempfehlungen. Sie werden von einer Expertengruppe entwickelt. In der Vergangenheit wurden sie ausschließlich von und für die Ärzteschaft formuliert. Sie

- beruhen auf aktuellen wissenschaftlichen Erkenntnissen (Für welche Leistungen liegt eine Evidenz vor?),
- berücksichtigen Verfahren (Leistungen), die sich im Versorgungsalltag bewährt haben,
- sind praxisorientiert (Wie sind die aktuelle Versorgungslage und -notwendigkeit?).

Leitlinien werden entweder primär

- krankheits-, diagnose-, symptomorientiert (z. B. Schizophrenie, Schlaganfall)
- oder bezüglich eines Versorgungsprozesses (stationäre Rehabilitation/ Kostenträger Deutsche Rentenversicherung)

entwickelt.

Ziel von Leitlinien ist, dem behandelnden Arzt (Therapeuten) eine wissenschaftlich fundierte Handlungsorientierung für seinen Behandlungsalltag zu bieten. Diese ist zunächst für den Behandler nicht bindend. Eine Verbindlichkeit entsteht nur, wenn ein Kostenträger die Einhaltung der verabschiedeten Leitlinie verpflichtend vorschreibt (z. B. die (Prozess)Leitlinien der Deutschen Rentenversicherung).

Bedeutung haben Leitlinien auch im Fall eines medizinischen Rechtsstreits, z. B., wenn ein Patient Schmerzensgeld aufgrund eines etwaigen Kunstfehlers einklagt. In dieser Situation werden vorhandene Leitlinien vom Gericht als fachliche Grundlage herangezogen.

Zudem sollen Leitlinien

- unnötige/überholte Maßnahmen verhindern
- Kosten einsparen
- Qualitätsschwankungen vermeiden
- den Patienten Orientierung bieten
- dem Gesetzgeber und Kostenträger Entscheidungshilfen bieten.

Seit Kurzem ist ein Prozess in Gang gekommen, bei dem es auch um die Entwicklung ergotherapeutischer Leitlinien geht. Zudem werden vermehrt therapeutische Leistungen in die medizinische (ärztliche) Leitlinienentwicklung integriert.

Leitlinien bieten für die Entwicklung eigener Qualitätsstandards eine wichtige Orientierung. Grundsätzlich sollte bei der Definition der eigenen Struktur- und Prozessqualität recherchiert werden, ob es relevante Leitlinien gibt (u. a. auch auf der Homepage des DVE → www.dve.info).

8.6 Klassifikation therapeutischer Leistungen KTL

Die Klassifikation therapeutischer Leistungen (KTL) für die medizinische Rehabilitation wird seit 1997 routinemäßig in der Reha-Qualitätssicherung der Rentenversicherung eingesetzt, um das therapeutische Leistungsspektrum der Reha-Einrichtungen zu dokumentieren, zu bewerten und auch unter inhaltlichen Gesichtspunkten zu analysieren. Die KTL gilt sowohl für die stationäre als auch für die ambulante medizinische Rehabilitation von Erwachsenen, Jugendlichen und Kindern. Die routinemäßig erhobenen und ausgewerteten KTL-Daten werden jährlich an die Reha-Einrichtungen und die Rentenversicherungsträger zurückgemeldet.

Eine zunehmende Bedeutung gewinnt die KTL auch bei der Entwicklung und Einführung von Reha-Leitlinien für die medizinische Rehabilitation. Anhand der dokumentierten therapeutischen Leistungen wird ermittelt, ob eine leitliniengerechte Behandlung stattgefunden hat. 2007 wurde die KTL umfangreich überarbeitet. Auch ergotherapeutische Leistungen sind dort abgebildet und beschrieben (Kapitel E).

Die KTL ist im Bereich der Rehabilitation immer dann von Bedeutung, wenn der Kostenträger die Deutsche Rentenversicherung (DR) ist. Im Zusammenhang mit den Prozessleitlinien der DR sind sie dann verpflichtende Grundlagen und bei den eigenen Qualitätsentwicklungsmaßnahmen zu berücksichtigen.

8.7 Psychiatrie-Personalverordnung (Psych-PV)

Die Psychiatrie-Personalverordnung wurde vom Gesetzgeber bereits 1990 verabschiedet. Sie ist eine der ersten gesetzgeberischen Maßnahmen im Gesundheitswesen, in denen sehr detailliert Vorgaben zur Struktur-, Prozess- und Ergebnisqualität erlassen wurden.

Hier wurden für alle an der Behandlung beteiligten Berufsgruppen für jeweils festgelegte Teilgebiete (z. B. allgemeine Psychiatrie) und Ebenen (z. B. Regelbehandlung; Intensivbehandlung; tagesklinische Behandlung) Behandlungsmengen in Minutenwerten festgelegt. Auf dieser Grundlage lassen sich die entsprechenden Personalmengen pro Berufsgruppe bezogen auf Patientengruppen ermitteln.

Neben den reinen Minutenwerten wurden zusätzlich Tätigkeitsinhalte konkretisiert. Hierfür gibt es für Ergotherapeuten 4 Regelaufgabenbereiche:

1. Grundversorgung
2. einzelfallbezogene Behandlung
3. gruppenbezogene Behandlung
4. mittelbar patientenbezogene Tätigkeiten

Jedem Aufgabenbereich sind wiederum Minutenwerte zugeordnet, sodass eine präzise Ermittlung der quantitativen Arbeitsinhalte eines Ergotherapeuten möglich ist.

Allerdings ist bereits seit Ende der 1990er-Jahre ein nicht aufzulösendes Spannungsverhältnis zwischen der Budgetdeckelung der Kliniken und der Einhaltung der Psych-PV entstanden. Kliniken begründen seitdem die Nichteinhaltung der Psych-PV mit der Deckelung des eigenen Budgets durch die Krankenkassen.

Die Problematik ist bis heute nicht gelöst.

Ergotherapeuten, die in der Psychiatrie arbeiten, sollten die Psych-PV bezogen auf die ergotherapeutischen Leistungszahlen kennen. Auch wenn sie in der Regel nicht mehr eingehalten wird, bietet sie doch eine gute Orientierung und interne Diskussionsgrundlage. Im Besonderen zum Thema ‚mittelbar patientenbezogene Tätigkeiten' dokumentiert sie, dass diese zwingend zur Behandlung dazugehören.

8.8 Behandlungspfade

„Ein Patientenpfad (Behandlungspfad) ist eine institutionsbezogene Leitlinie,

- die den Behandlungsablauf berufsgruppenübergreifend von der Aufnahme bis zur Entlassung beschreibt, der für die Mehrzahl der Patienten mit der entsprechenden Diagnose zutreffend ist, und
- für den Krankenhausaufenthalt anfallende Leistungen und Ressourcen prozessbezogen darstellt." (Hellmann 2002, S. 20)

Charakteristikum eines Behandlungspfades (oder auch clinical pathway) ist die Beschreibung von Abfolge, Terminierung, Inhalten und Verantwortlichkeiten wichtiger Versorgungsbestandteile definierter Patientengruppen. Zentrales Element eines Behandlungspfades ist dabei die Zeitachse, auf welcher die einzelnen Elemente der Versorgung angeordnet werden. Behandlungspfade sollten möglichst unter Berücksichtigung existierender Leitlinien erstellt werden.

Grobstruktur eines Behandlungspfades:

- es wird die zu beschreibende Patientengruppe (Diagnose) festgelegt
- die Regelleistungen werden definiert
- er stützt sich auf Leitlinien und die Behandlungswirklichkeit vor Ort
- alle Regelleistungen werden nach Art, Umfang und Zeitpunkt der Erbringung beschrieben
- der Behandlungspfad ist regelmäßig zu überprüfen und anzupassen

Grundsätzlich besteht auch die Möglichkeit, Teilleistungen im Rahmen von komplexen Behandlungen mithilfe eines Behandlungspfades zu beschreiben. So können im Rahmen eines Krankenhausaufenthaltes, z. B. bei einem Patienten nach einem Schlaganfall, entsprechend den Kriterien eines Behandlungspfades die ergotherapeutischen Leistungen innerhalb der Gesamtbehandlung des Patienten beschrieben werden. Der ergotherapeutische (Teil-)Behandlungspfad ist dann das QM-Instrument zur Beschreibung der angestrebten Qualität.

8.9 Komplexbehandlung/DRG

Für die Ergotherapie im Akutkrankenhaus ist es zwingend notwendig, die Codierung der Komplexbehandlungen zu kennen, zu verstehen und bei der Behandlungsplanung zu berücksichtigen.

Seit bereits über fünf Jahren gehört das neue Vergütungssystem – Diagnosis related groups (DRG) – zum Alltag in der Krankenhausfinanzierung. Es hat die Tagespflegesätze abgelöst.

In den überwiegenden Behandlungsfällen erfolgt die Ermittlung des Vergütungsentgeltes, das das Krankenhaus für die Behandlung erhält, anhand der Diagnose (ICD 10), des Alters und bestimmter Prozeduren (z. B. einer Operation). Für die Ergotherapie im Akutkrankenhaus sind zudem diejenigen Behandlungsfälle von besonderer Bedeutung, bei denen die Entgeltermittlung auch von der Erbringung (Codierung) von Komplexleistungen abhängt.

Die Komplexleistungen sind im Operations-Prozeduren-Schlüssel (OPS) definiert. Innerhalb der Definition der Komplexbehandlung sind folgende Struktur- und Prozessqualitätsmerkmale festgelegt:

- wann und wie oft er verwendet (codiert) werden darf
- wann er nicht verwendet werden darf
- welche personellen und inhaltlichen Mindestanforderungen erfüllt sein müssen
- wie viele therapeutische Leistungen erbracht werden müssen

Beispielhaft sind hier drei für die Ergotherapie relevante Komplexcodes aus den OPS (2009) abgebildet (Auszüge).

Tab. 3: Beispiele zur Ergotherapie aus den OPS 2009

Frührehabilitative und physikalische Therapie (8-55 ... 8-60)	
8-55	**Frührehabilitative Komplexbehandlung** **Hinw.:** Ein Kode aus diesem Bereich ist jeweils nur einmal pro stationären Aufenthalt anzugeben und darf nur solange verwendet werden, wie akutstationärer Behandlungsbedarf besteht
8-550	**Geriatrische frührehabilitative Komplexbehandlung** **Exkl.:** Neurologisch-neurochirurgische Frührehabilitation (8-552 ff.) Fachübergreifende und andere Frührehabilitation (8-559 ff.) Physikalisch-medizinische Komplexbehandlung (8-563 ff.) **Hinw.:** Mindestmerkmale: **(Auszug)** ▪ Behandlung durch ein geriatrisches Team unter fachärztlicher Behandlungsleitung (Zusatzweiterbildung oder Schwerpunktbezeichnung im Bereich ‚Klinische Geriatrie' erforderlich) ▪ Standardisiertes geriatrisches Assessment zu Beginn der Behandlung in mindestens 4 Bereichen (Mobilität, Selbsthilfefähigkeit, Kognition, Emotion) und vor der Entlassung in mindestens 2 Bereichen (Selbstständigkeit, Mobilität) ▪ Soziales Assessment zum bisherigen Status in mindestens 5 Bereichen (soziales Umfeld, Wohnumfeld, häusliche/außerhäusliche Aktivitäten, Pflege-/Hilfsmittelbedarf, rechtliche Verfügungen) ▪ Wöchentliche Teambesprechung unter Beteiligung aller Berufsgruppen mit wochenbezogener Dokumentation bisheriger Behandlungsergebnisse und weiterer Behandlungsziele ▪ Teamintegrierter Einsatz von mindestens 2 der folgenden 4 Therapiebereiche: Physiotherapie/Physikalische Therapie, **Ergotherapie,** Logopädie/fazioorale Therapie, Psychologie/Neuropsychologie
8-550.0	Mindestens 7 Behandlungstage und 10 Therapieeinheiten **Hinw.:** Der therapeutische Anteil umfasst insgesamt mindestens 10 Therapieeinheiten von durchschnittlich 30 Minuten, davon maximal 10 % als Gruppentherapie
8-550.1	Mindestens 14 Behandlungstage und 20 Therapieeinheiten **Hinw.:** Der therapeutische Anteil umfasst insgesamt mindestens 20 Therapieeinheiten von durchschnittlich 30 Minuten, davon maximal 10 % als Gruppentherapie

Frührehabilitative und physikalische Therapie	
8-550.2	Mindestens 21 Behandlungstage und 30 Therapieeinheiten **Hinw.:** Der therapeutische Anteil umfasst insgesamt mindestens 30 Therapieeinheiten von durchschnittlich 30 Minuten, davon maximal 10 % als Gruppentherapie
8-552	**Neurologisch-neurochirurgische Frührehabilitation** **Exkl.:** Geriatrische frührehabilitative Komplexbehandlung (8-550 ff.) Fachübergreifende und andere Frührehabilitation (8-559 ff.) Physikalisch-medizinische Komplexbehandlung (8-563 ff.) **Hinw.:** Mindestmerkmale: **(Auszug)** ▪ Frührehateam unter Leitung eines Facharztes ▪ Standardisiertes Frührehabilitations-Assessment zur Erfassung und Wertung der funktionellen Defizite in mindestens 5 Bereichen (Bewusstseinslage, Kommunikation, Kognition, Mobilität, Selbsthilfefähigkeit, Verhalten, Emotion) zu Beginn der Behandlung. Der Patient hat einen Frührehabilitations-Barthel-Index nach Schönle bis maximal 30 Punkte zu Beginn der Behandlung. ▪ Wöchentliche Teambesprechung mit wochenbezogener Dokumentation bisheriger Behandlungsergebnisse und weiterer Behandlungsziele ▪ Vorhandensein und Einsatz von folgenden Therapiebereichen: Physiotherapie/Krankengymnastik, Physikalische Therapie, **Ergotherapie,** Neuropsychologie, Logopädie/fazioorale Therapie und/oder therapeutische Pflege (Waschtraining, Anziehtraining, Esstraining, Kontinenztraining, Orientierungstraining, Schlucktraining, Tracheostomamanagement, isolierungspflichtige Maßnahmen u. a.) in patientenbezogenen unterschiedlichen Kombinationen von mindestens 300 Minuten täglich (bei simultanem Einsatz von zwei oder mehr Mitarbeitern dürfen die Mitarbeiterminuten aufsummiert werden) im Durchschnitt der Behandlungsdauer der neurologisch-neurochirurgischen Frührehabilitation
8-552.0	Mindestens 7 bis höchstens 13 Behandlungstage
8-552.5	Mindestens 14 bis höchstens 20 Behandlungstage
8-552.6	Mindestens 21 bis höchstens 27 Behandlungstage
8-552.7	Mindestens 28 bis höchstens 41 Behandlungstage
8-552.8	Mindestens 42 bis höchstens 55 Behandlungstage
8-552.9	Mindestens 56 Behandlungstage

Frührehabilitative und physikalische Therapie	
8-91b	**Multimodale schmerztherapeutische Kurzzeitbehandlung (Auszug)** **Hinw.:** Diese Prozedur wird als Therapieerprobung nach einer multidisziplinären algesiologischen Diagnostik (1-910) oder als Therapiestabilisierung nach einer multimodalen Schmerztherapie (8-918 ff.) durchgeführt. Mindestmerkmale: ▪ Behandlung unter Leitung eines Arztes mit der Zusatzweiterbildung „Spezielle Schmerztherapie" ▪ Die Behandlungsdauer beträgt maximal 6 Tage ▪ Interdisziplinäre Teambesprechung zum Therapieverlauf ▪ Einbeziehung von mindestens 3 therapeutischen Disziplinen, davon eine psychiatrische, psychosomatische oder psychologische Fachdisziplin mit gleichzeitiger Anwendung von mindestens drei der folgenden aktiven Therapieverfahren: Psychotherapie (Verhaltenstherapie), Spezielle Physiotherapie, Entspannungsverfahren, **Ergotherapie,** medizinische Trainingstherapie, **sensomotorisches Training, Arbeitsplatztraining,** künstlerische Therapie (Kunst- oder Musiktherapie) oder sonstige übende Therapien in patientenbezogenen unterschiedlichen Kombinationen

Bei allen QM-Maßnahmen der Ergotherapie im Akutkrankenhaus müssen die abrechnungsrelevanten Vorgaben durch die DRG (und damit auch die Codierung der Komplexbehandlungen im OPS) zwingend berücksichtigt werden.

Sinnvoll ist, die Behandlungsprozesse mithilfe von Behandlungspfaden (Kap. 8.6) zu beschreiben.

8.10 Benchmarking

Benchmark (engl. für Maßstab) oder Benchmarking (d. h. Maßstäbe setzen) bedeutet sich zu vergleichen.

Benchmarking soll dem Unternehmen (oder der Abteilung) dabei helfen, konsequent und zielorientiert nach neuen Ideen für Methoden, Verfahren und Prozessen außerhalb der eigenen Unternehmens- und Organisationswelt zu suchen. Benchmarking ermöglicht durch den Vergleich mit anderen, die ähnliche Leistungen erbringen, von diesen zu lernen, bzw. die eigene Leistung und Qualität im Vergleich zu bewerten. Es stellt dadurch ein zu anderen QM-Maßnahmen ergänzendes Instrument dar. Schwerpunkt des Benchmarkings ist es dabei nicht, allein die Unterschiede zu anderen Unternehmen herauszustellen, vielmehr gilt es, sich gezielt am „Best Practice" zu orientieren und dies anzustreben.

Benchmarking kann unterteilt werden in:

- prozessorientiertes Benchmarking
- kennzahlenbasiertes Benchmarking

Die Basis für ein **prozessorientiertes Benchmarking** bildet die modellhafte Darstellung der Geschäftsprozesse mit standardisierten Prozesselementen. Als Folge einer solchen einheitlichen Prozessdarstellung wird sowohl die Bewertung als auch der Vergleich von Geschäftsprozessen zwischen Unternehmen (oder Abteilungen) ermöglicht.

Durch den Vergleich der eigenen Prozesse mit denen der Benchmarking-Partner können innovative Lösungen zur Gestaltung der Geschäftsprozesse gefunden werden. Voraussetzung ist, dass die zu untersuchenden Prozesse präzise definiert und geeignete Vergleichsmerkmale festgelegt wurden. Beim Prozess-Benchmarking werden vor allem die Hintergründe (d. h. die Prozesse) untersucht, durch welche die messbare Leistung eines Unternehmens (d. h. die Kennzahlen) zustande kommt.

Das **kennzahlenbasierte Benchmarking** konzentriert sich auf den Vergleich definierter Kennzahlen. Es werden Erfolgs- und Qualitätsmerkmale bestimmt. Im Vergleich können die Benchmarking-Teilnehmer ihre eigenen Leistungen überprüfen, um gegebenenfalls Veränderungen einzuleiten. Das kennzahlenbasierte Benchmarking ist mit geringem Aufwand umzusetzen.

Um die Verwertbarkeit der Benchmarking-Ergebnisse zu optimieren, ist es sinnvoll, beim Benchmarking sowohl Prozesse als auch Kennzahlen zu berücksichtigen.

Wer Benchmarking betreiben möchte, muss Unternehmen bzw. Abteilungen finden, die vergleichbare Leistungen anbieten und bereit sind, interne Informationen offen zu legen. Handelt es sich bei den Teilnehmern um direkte Konkurrenten, so wird dies nicht möglich sein. Dies muss bei der Planung berücksichtigt werden.

Benchmarking ist ein Instrument, um vergleichende Informationen für eigene Prozesse und Leistungen zu erhalten. Es hilft, klassische Fragen (Wie machen es die anderen? Bin ich gut oder besser als andere? Was klappt bei anderen besser oder schlechter?) zu beantworten und damit hilfreiche Informationen zur eigenen Qualitätsentwicklung und -verbesserung zu gewinnen.

9 Möglichkeiten des Qualitätsmanagements außerhalb bzw. unabhängig von QM-Modellen und Systemen

Nicht immer wird eine ergotherapeutische Abteilung oder eine ergotherapeutische Einrichtung sich dafür entscheiden, ein bestimmtes Qualitätsmanagementsystem einzuführen. Manchmal kann es auch als sinnvoll und notwendig angesehen werden – parallel zu einem QM-System der Gesamteinrichtung – Qualitätsmanagement systematisch und bereichsspezifisch durchzuführen, z. B. weil

- ein QM-System zu komplex erscheint,
- es nicht zur Struktur der Abteilung passt,
- es die Belange der Abteilung nicht ausreichend berücksichtigt,
- die Kompetenz bzgl. der Anwendung eines QM-Modells fehlt,
- der Aufwand unangemessen wäre,
- keine Zertifizierung beabsichtigt ist.

9.1 Grundlagen eines Qualitätsmanagements unabhängig von Modellen

Will die ergotherapeutische Abteilung oder die ergotherapeutische Einrichtung ein „eigenes Qualitätsmanagement" unabhängig von QM-Modellen einführen, muss sie sich zunächst intensiv mit der Situation und der Perspektive der Abteilung auseinandersetzen. Zentrale Fragen hierbei sind:

- Welche Themen (fachlich und organisatorisch) beschäftigen die Abteilung aktuell intern?
  - im Rahmen von Teambesprechungen
  - in Diskussionen in der Pause
  - in Einzelgesprächen zwischen Leitung und Mitarbeitern
- Welche Themen werden an die Abteilung herangetragen?

- Von wem bzw. durch was werden diese Themen vorgebracht?
  - von der Geschäftsführung
  - von Patienten
  - von verordnenden Stellen
  - von kooperierenden Berufsgruppen
  - durch gesetzliche Änderungen
  - durch Änderungen der Finanzierung
  - durch Ereignisse
- Vor welchem Hintergrund werden diese Themen gestellt?
  - Entwicklungen und Veränderungen der letzten Zeit
- Mit welchem Ziel werden diese Themen benannt?
  - inhaltliche/fachliche Veränderungen
  - ökonomische Zwänge
  - personelle Veränderungen
  - räumliche/materielle Veränderungen
- Welche Ziele/Verpflichtungen hat die ergotherapeutische Abteilung/die ergotherapeutische Einrichtung zurzeit? Gibt es Ziele?
- Welche Ziele/Verpflichtungen scheinen sich zukünftig zu stellen?
- Wie sind die (neuen) Ziele/Verpflichtungen zu bewerten?
- Welche Aufgaben werden daraus resultieren?
- Was erwartet die Geschäftsführung von der Abteilungsleitung?
- Welche Erwartungen haben die Mitarbeiter?
- Welche Erwartungen bringen die Klienten mit?
- Wie werden bisher Entscheidungen gefällt?
- Welche Handlungs- und Entscheidungsspielräume stehen gegenwärtig zur Verfügung? Sind hier Veränderungen zu erwarten?
- Wie werden Veränderungen geplant und umgesetzt? Wer ist beteiligt?

Ziel dieser Fragen ist es, die eigene Handlungsbasis und deren Hintergrund zu erfassen, um sich der eigenen Möglichkeiten und Grenzen bewusst zu werden. Sie sind die Grundlage für alle weiteren Planungen.

Folgende Schritte sind unter Berücksichtigung obiger Fragen vorzunehmen:

- Ist-Analyse
- Zielformulierung und Priorisierung der Ziele
- Identifikation der Verbesserungspotenziale
- Planung von Maßnahmen (inkl. Zuständigkeiten/Verantwortlichkeiten → Kontrolle)

- Umsetzung und Evaluation

Diese Schritte bilden die Grundlage für die grundsätzliche Einführung des „eigenen Qualitätsmanagements" sowie aller kleineren und größeren Teilmaßnahmen (s. a. Kap. 10).

Im Folgenden werden Instrumente und Verfahren vorgestellt, die verschiedene Aspekte von Qualitätsentwicklung aufgreifen und unterstützen. Dabei werden grundsätzlich zwei Bereiche unterschieden, die in einer ergotherapeutischen Abteilung oder Einrichtung von Bedeutung sind:

1. Die Organisation und das Management
2. Der Therapieprozess an sich

Bei der Betrachtung und Bearbeitung der im Folgenden dargestellten Themenbereiche sollten unter Berücksichtigung der Ziele und Aufgaben des eigenen Arbeitsbereichs zunächst einige Grundfragen gestellt werden:

- Was gibt es?
  Welche Systeme, Verfahren und Instrumente werden schon eingesetzt? Wer ist/war dafür zuständig? Warum wurden/werden sie eingesetzt?
- Wie funktioniert es?
  Werden diese Maßnahmen im Alltag tatsächlich genutzt? Sind sie hilfreich und praktikabel? Sind sie allen Beteiligten bekannt?
- Was ist notwendig? Mehr oder weniger? Warum?
  Entsprechen die Maßnahmen dem, was notwendig ist? Wären mehr/weitere Regelungen sinnvoll? Oder wäre es möglich, mehr Freiräume zu geben? Was könnte der jeweilige Nutzen sein?

9.2 Zielführende Fragestellungen und Instrumente/ Maßnahmen

Aus der Ist-Analyse und der Zielentwicklung ergibt sich die Identifikation der eigenen Verbesserungspotenziale. In der Regel wird dieser Prozess dazu führen, dass

- mit verschiedenen Instrumenten oder Verfahren Dinge und Abläufe sichtbar gemacht werden,
- mehr Transparenz und Verbindlichkeit entsteht
- und damit die Ergebnisse und die Qualität systematisch und strukturiert gefördert werden.

Die folgende Übersicht ist eine Sammlung von Fragen zur Analyse und Zielfindung. Dabei werden zuerst Fragen formuliert, die der Orientierung und Beschreibung des Themas dienen. Im Anschluss folgen die Zuordnung passender Instrumente und eine Kurzbeschreibung.

9.2.1 Organisation/Management

9.2.1.1 Räumliche Ausstattung/räumliche Ressourcen

Orientierungsfragen:

- Ist das eigene Behandlungspotenzial bezüglich der Raumressource bekannt (z. B. Wie viele Behandlungen pro Woche sind in den vorhandenen Räumen möglich?)
- Reicht die Anzahl der Räume/Behandlungsplätze für die parallel stattfindenden Maßnahmen aus?
- Sind Größe und Zuschnitt der Räume ausreichend für die Anzahl der Klienten und die jeweilige Aktivität/Behandlungsart?
- Gibt es verbindliche Vorgaben, z. B. die der Praxiszulassung oder DIN-Normen oder Arbeitssicherheitsbestimmungen? Werden sie erfüllt?
- Grundfrage: Was muss in diesem Teilbereich beschrieben, entschieden und festgelegt werden? Welche Aspekte sind wirklich relevant?

Instrumente/Maßnahmen:

- Raumkonzept/Belegungsplan

Ein **Raumkonzept** beinhaltet neben einer Zeichnung der Räume eine Übersicht zur Nutzung und Ausstattung der jeweiligen Räume. Es soll deutlich werden, welche Tätigkeiten in den Räumen stattfinden, welche bzw. wie viele Personen beteiligt sind und welche Medien und Materialien zur Verfügung stehen. Es geht darum, darzustellen, ob Zweck und Ausstattung zusammenpassen. Darüber hinaus soll mit dem **Belegungsplan** auch deutlich werden, in welchem Umfang die Räume derzeit genutzt werden oder wann sie ungenutzt bleiben. Es soll erkennbar werden, welche räumlichen Möglichkeiten zur Verfügung stehen und welche bereits genutzt werden.

9.2.1.2 Materielle Ausstattung/Ressourcen

Orientierungsfragen:

- Sind die notwendigen Therapiemittel vorhanden? Was wird wozu eingesetzt? Gibt es Alternativen? Gibt es Varianten? Was wird „nie" genutzt?
- Wie wird mit Verbrauchsmaterial umgegangen?
- Wie wird die Therapieausstattung gepflegt?
- Wie wird mit Basisressourcen wie Heizung, Belüftung, Wasser oder dem Telefon umgegangen?
- Stimmen die hygienischen Bedingungen?
- Was ist wichtig für den verantwortungsvollen Umgang mit Material?
- Wird das Medizinproduktgesetz bei den entsprechenden Medien beachtet?
- Grundfrage: Was muss in diesem Teilbereich beschrieben, entschieden und festgelegt werden? Welche Aspekte sind wirklich relevant?

Instrumente /Maßnahmen:

- Bestandsübersichten, Nutzungsübersichten, Bestellverfahren
- Verantwortungsbereiche aufteilen

Um vorausschauend und zielgerichtet die notwendigen Therapiematerialien zur Verfügung zu haben, ist es wichtig, den **Bestand**, aber auch den **Verbrauch** von Therapiemedien und -materialien zu erfassen. Dies dient als Grundlage für Beschaffungsentscheidungen und ermöglicht ökonomisch sinnvolle Sammelbestellungen. Hier ist es in der Regel auch sinnvoll, **„Verantwortliche"** für verschiedene Aufgabenbereiche zu bestimmen, z. B. für die Reinigung der Therapiegeräte oder für die Pflege des Werkmaterials und Werkzeugs. Damit verteilt sich die Arbeit gleichmäßiger und lässt sich so besser in den jeweiligen Arbeitsalltag integrieren. Zudem bedeutet eine verteilte Zuständigkeit einerseits eine Entlastung des Einzelnen, weil er nicht mehr alles im Blick haben muss, andererseits übernimmt er für einen Teilbereich direkte Verantwortung. Es ist also wichtig, herauszufinden, in welchem Bereich besonders häufig Probleme auftreten oder wo Probleme einen besonders hohen Aufwand verursachen. Diesen Bereich gilt es dann gezielt zu strukturieren, d. h. die Abläufe zu klären und zu kommunizieren und Verantwortung festzulegen.

9.2.1.3 Zeitstruktur

Orientierungsfragen:

- Öffnungszeiten/Kundenbedarf?
- Welche festen und verbindlichen Termine gibt es in welcher Frequenz?
  - verpflichtend anzubietende Behandlungsressourcen
  - wöchentliche Teambesprechung
  - wöchentliche Visite
  - tägliche Frühbesprechung
  - interne Fortbildung
- Welche flexiblen Termine/Aufgaben gibt es? Wie ist sichergestellt, dass sie eingehalten werden?
  - Ordnungsarbeiten
  - Mitarbeitergespräche
  - Kontakte zu kooperierenden Bereichen
  - Außenkontakte
- Grundfrage: Was muss in diesem Teilbereich beschrieben, entschieden und festgelegt werden? Welche Aspekte sind wirklich relevant?

Instrumente/Maßnahmen:

- Öffnungszeiten/Präsenzzeiten
- transparente Terminplanung auch für Nicht-Therapie-Termine
- Festlegung von Zeitkontingenten für die verschiedenen Aufgabenbereiche

Mit den **Öffnungszeiten und Präsenzzeiten** wird der zeitliche Rahmen festgelegt. Bei der Festlegung der Öffnungszeiten ist die zentrale Frage, zu welchen Zeiten die Klienten erreichbar sind und wie sich aus diesen Zeiten eine zusammenhängende Arbeitszeit ergibt. Zudem müssen die regelmäßigen fixen und variablen Termine berücksichtigt werden. Auf dieser Grundlage sollte ein **Terminplanraster** entwickelt werden, der maßgebend für die Terminvergabe an Klienten ist.

Auf das Terminplanraster nimmt auch die Festlegung von **Zeitkontingenten** für bestimmte Maßnahmen und Leistungen Einfluss. Es ist zu klären, wie lang die Therapieeinheit sein soll/kann/muss und wonach sich die Dauer der Therapieeinheit richtet. Darüber hinaus ist zu klären, welche zusätzlichen Zeiten noch benötigt werden (z. B. Wegezeiten, Dokumentation, Vor- und Nachbereitungen), ob diese separat ausgewiesen werden sollen oder ob sie in die Therapiezeit einzurechnen sind. Eine Leistungserfassung kann hier eine gute Datengrundlage für die Einschätzung des jeweiligen Aufwands liefern. Eine wichtige Zahl ist das Verhältnis von direkten patientenbezogenen Leistungen zu den übrigen Leistungen.

9.2.1.4 Personelle Ressourcen (Mitarbeiter)

Orientierungsfragen:

- Welche personellen Ressourcen sind vorhanden?
- Wie werden sie zurzeit eingesetzt?
- Wie und wofür sollen die zeitlichen Ressourcen der Mitarbeiter eingesetzt werden?
- Wie können schwankende Anforderungen gesteuert oder ausgeglichen werden?
- Sind rechtliche Belange (Arbeitszeitgesetze usw.) ausreichend berücksichtigt?
- Sind die Maßgaben der Arbeitssicherheit berücksichtigt?
- Grundfrage: Was muss in diesem Teilbereich beschrieben, entschieden und festgelegt werden? Welche Aspekte sind wirklich relevant?

Instrumente/Verfahren:

- Leistungsbeschreibung, Leistungserfassung
- Quantitative Personalplanung: Anteil der direkten patientenbezogenen Tätigkeiten; Vertretungsplanung, Urlaubsplanung, Umgang mit schwankenden Anforderungen
- Gefährdungsanalyse

Auf der Basis einer **Leistungsbeschreibung,** die deutlich macht, wie die Leistungen der Ergotherapie inhaltlich aussehen und welchen zeitlichen und personellen Aufwand sie bedeuten, ist das Leistungsgeschehen zu erfassen, um so eine Grundlage für die künftige Planung zu haben.

Mit der **Leistungserfassung** kann das Leistungsgeschehen analysiert werden. Sie bildet die Grundlage für die rückschauende Leistungsanalyse (welche Leistungen wurden in welchem Umfang für wen erbracht?) und die perspektivische Leitungsplanung (was können und wollen wir in welchem Umfang im zukünftigen Zeitraum erbringen?).

Bei der Leistungserfassung sollten sowohl die direkt patientenbezogenen Tätigkeiten (Therapie, Beratung, Dokumentation usw.) als auch die indirekt patientenbezogenen Tätigkeiten (Visiten, Teambesprechungen usw.) erfasst werden, aber auch die abteilungsrelevanten Tätigkeiten (Abteilungsorganisation, Fortbildung usw.). In Verbindung mit Behandlungskontingenten bzw. Behandlungspfaden kann dies die Grundlage für die Berechnung des Personalbedarfs sein. Für eine Leistungserfassung und Leistungsbeschreibung der Ergotherapie im Krankenhaus hat der DVE eine Mustervorlage erarbeitet. Sie ist im Indikationskatalog Ergotherapie (2004) und auf der Homepage des DVE veröffentlicht.

Die **Quantitative Personalplanung** umfasst die mengenmäßige Planung des Mitarbeitereinsatzes und die interne Verteilung. Neben den rechtlichen und tariflichen Rahmenbedingungen ist für die Verteilungsplanung relevant, wie viele Behandlungen ein Therapeut leisten kann und soll und wie viel Zeit für die begleitenden Tätigkeiten zur Verfügung steht. Hier bilden die Daten aus der Leistungserfassung die Grundlage. Die Anzahl der notwendigen Behandlungen und der damit verbundene Personalbedarf sind die Basis für die weitere Personalplanung. Diese muss dann unter Berücksichtigung der Fehlzeiten (Urlaub, Krankheit, Fortbildung) dafür sorgen, dass kontinuierlich genügend Personal zur Verfügung steht. Wichtig ist es, hier besonders die planbaren Abwesenheiten sinnvoll zu verteilen. Bei Zeiten, in denen es durch nicht planbare Fehlzeiten und Anforderungsschwankungen zu Unter- oder Überkapazitäten kommt, sollte überlegt werden, wie z.B. mit Mehrarbeitsstunden und deren Ausgleich umgegangen wird, oder ob Arbeitszeitkonten sinnvoll sind. Gerade in Bezug auf Teilzeittätige ist es wichtig, dafür zu sorgen, dass deren Arbeitszeiten den betrieblichen Anforderungen entsprechen.

Bei der Personaleinsatzplanung sollten außer den gesetzlichen Anforderungen, beispielsweise des Arbeitszeitgesetzes oder ggf. tariflicher Vereinbarungen, auch die Anforderungen der Arbeitssicherheit berücksichtigt werden. Dies gilt einerseits allgemein, sodass eine sogenannte **Gefähr-**

dungsanalyse zu erstellen ist, die die Belastungen des Arbeitsplatzes erfasst (z. B. Hebe- und Tragearbeit; Feuchtarbeit aufgrund von Handschuhtragens o.ä.), und die Zuteilung der Einsatzbereiche zu den Mitarbeitern beeinflusst. Andererseits sind auch spezielle Anforderungen zu berücksichtigen, z. B. bei werdenden Müttern, schwerbehinderten Mitarbeitern oder minderjährigen Auszubildenden.

9.2.1.5 Qualifikation/Kompetenz der Mitarbeiter

Orientierungsfragen:

- Welche Anforderungen an die Mitarbeiter ergeben sich aus den Zielen und Aufgaben der Einrichtung? Gibt es fachliche Mindestvoraussetzungen?
- Welche Qualifikation und Kompetenzen bringen die derzeitigen Mitarbeiter mit?
- Wie erfolgt die Personalauswahl?
- Welche Aufgaben haben die Mitarbeiter?
- Haben die Mitarbeiter die notwendigen Kompetenzen für ihre Aufgaben?
- Wie werden fehlende Kompetenzen erkannt und abgebaut?
- Wie wird mit Fehlern umgegangen?
- Wie wird die Einarbeitung sichergestellt?
- Was kann unternommen werden, damit die Mitarbeiter möglichst genau entsprechend ihrer Kompetenzen eingesetzt werden können?
- Wie wird die Arbeitsqualität kontinuierlich überprüft?
- Wie wird die angemessene Weiterbildung sichergestellt?
- Grundfrage: Was muss in diesem Teilbereich beschrieben, entschieden und festgelegt werden? Welche Aspekte sind wirklich relevant?

Instrumente und Maßnahmen:

- Anforderungsprofil
- Stellenbeschreibung
- Verfahren zum Vorstellungsgespräch/Einstellungsverfahren
- Einarbeitung
- Personaleinsatzplanung (qualitativ)
- Mitarbeiterprofil (Bewertung der Arbeitsleistung und -qualität)
- Weiterbildungskonzept
- Personalentwicklungsmaßnahmen

- Mitarbeiterjahresgespräch
- Leitfaden Konfliktgespräche

Aufgrund der zentralen Bedeutung der „Ressource Personal" für die Qualität der Dienstleistung Ergotherapie gilt es diesem Teilbereich einen entsprechend hohen Stellenwert beizumessen.

Ein **Anforderungsprofil** beschreibt die Anforderungen, die mit dem jeweiligen Aufgabengebiet verbunden sind. In der Regel werden dabei vier Anforderungsbereiche unterschieden: die fachlichen, persönlichen und sozialen Kompetenzen sowie ergänzende Sachkompetenzen. Häufig werden die Anforderungen auch in einer **Stellenbeschreibung** formuliert und können aus dieser abgeleitet werden. Eine Stellenbeschreibung umfasst folgende Aspekte:

- Bezeichnung und Beschreibung der Einrichtung
- Stellenbezeichnung und Funktion
- Organisatorische Einordnung
- Zielsetzung
- Tätigkeitsbeschreibung und Aufgaben
- Zeitliche Verteilung und Gewichtung der Arbeit
- Befugnisse und Rechte
- Pflichten
- ggf. Anforderungen und Qualifikation

Sie ist unabhängig vom tatsächlichen Stelleninhaber und dient der Information und Transparenz durch Klärung der Zuständigkeiten der Aufgaben und des Handlungsspielraums. Sie soll für Verlässlichkeit, Verbindlichkeit und Sicherheit sorgen, die Einarbeitung erleichtern, Konflikte reduzieren und die Leistungsanforderungen an den Stelleninhaber darstellen. Der DVE hat Musterstellenbeschreibungen für angestellt tätige und leitende Ergotherapeuten verfasst (DVE 2008).

Bereits vor der Personalbeschaffung sollte geklärt sein, welche Kompetenzen notwendig sind, um die Anforderungen der Tätigkeit (Stelle) erfüllen zu können. Dafür sind Anforderungsprofile und Stellenbeschreibungen sinnvolle Instrumente.

Wichtig ist es, das **Bewerbungs- und Einstellungsverfahren** zu strukturieren. Dazu gehört es, sich für eine Methode (z. B. strukturiertes Interview, Test, Hospitation) zu entscheiden, die für alle Bewerber gleichermaßen angewendet wird. Zudem ist ein Leitfaden für die Einstellungsgespräche zu entwickeln. Dieser soll zum einen sicherstellen, dass alle wichtigen Informationen gegeben und eingeholt werden, und zum anderen dafür sorgen, dass bestimmte Fragen und Themen mit den Bewerbern besprochen werden. Art und Auswahl der Fragen/Themen erlauben den Bewerbern ihre Kompetenzen darzustellen bzw. zu thematisieren. Im Anschluss sind die Ergebnisse schriftlich festzuhalten. Eine abschließende Bewertung erfolgt, wenn alle Bewerbungsgespräche stattgefunden haben. Dazu ist es nötig, vorher festzulegen, welche Kriterien (z. B. Berufserfahrung, Fortbildungen, Kontaktverhalten) bei der Bewerberbewertung herangezogen werden sollen und wie sie in die Bewertung eingehen sollen.

Sowohl für den neuen Mitarbeiter als auch für das vorhandene Team ist es wichtig, dass klar ist, wie die **Einarbeitung** erfolgen soll. Nur dann kann sie zielgerichtet erfolgen. Es muss mithilfe einer zeitlichen und nach Inhalten sortierten Checkliste erfasst werden, wann was unter wessen Beteiligung erfolgen soll. Welche Fakten und zentralen Abläufe müssen vermittelt werden, und wie kann die Begleitung in der Behandlung erfolgen? Wie und wann soll eine Reflexion der Einarbeitung erfolgen?

Bei dem **Mitarbeiterprofil** geht es darum, zu erfassen, welche Kompetenzen ein Mitarbeiter mitbringt, aber auch, wo es noch Schwächen und Entwicklungsbedarf gibt. Je nachdem, in welcher Form es bearbeitet wird, muss gegebenenfalls die Mitarbeitervertretung mit einbezogen werden. Auf der Grundlage von Anforderungsprofil und Stellenschreibung geht es darum, die jeweiligen Kompetenzen einzuschätzen. Dazu ist es wichtig, sich zu überlegen und transparent zu machen, in welchen konkreten Situationen, Handlungen und Verhaltensweisen sich die jeweiligen Kompetenzen beobachten lassen. Diese Beobachtungen können dann die Grundlage für die Einschätzung des Mitarbeiters sein. Aus der Summe dessen, was die verschiedenen Mitarbeiter an Kompetenzen und Schwächen einbringen, lassen sich auch die besonderen Stärken und Schwächen der Abteilung ableiten.

Weiterbildung ist ein sowohl aus persönlicher Sicht der Mitarbeiter als auch aus Unternehmenssicht sehr wichtiges Thema. Es beginnt damit, eine Übersicht über den Fortbildungsstand der Mitarbeiter zu führen, die immer wieder aktualisiert wird. Zudem sollte geprüft werden, welche Fortbildungen zur aktuellen und zur geplanten Klientel passen. Dabei ist wichtig, zu entscheiden, welche Fortbildung als grundlegend zu verstehen ist und welche als Spezialisierung. Insbesondere bei den speziellen Fortbildungen ist darauf zu achten, wie in Vertretungssituationen verfahren werden soll und ob es ggf. notwendig ist, einen weiteren Mitarbeiter entsprechend zu qualifizieren. Weiterbildung dient in erster Linie der Sicherung der Qualität der Abteilung und/oder der Erweiterung des Leistungsspektrums. Sinnvoll ist es, die Fortbildungswünsche der Mitarbeiter in das Abteilungskonzept zu integrieren. Auf dieser Basis kann dann entschieden werden, welche Fortbildungen wie gefördert werden oder ob beispielsweise eine interne Weiterbildung aller Mitarbeiter sinnvoll ist. Weiterbildung kann aber auch bedeuten, voneinander zu lernen. Auch hier sollte überlegt werden, wie durch gemeinsame Behandlungen oder Begleitung untereinander die Mitarbeiter profitieren können.

Weiterbildung ist eine Maßnahme der **Personalentwicklung.** Hier gibt es aber noch weitaus mehr Möglichkeiten. Voraussetzung ist, sich das Leistungsprofil, d. h. die Stärken und die Schwächen der Mitarbeiter, zu vergegenwärtigen. Es ist zu überlegen, welche Kompetenzen erfasst werden sollen und wie sie eingeschätzt werden können, bzw. was der Maßstab für die Einschätzung sein kann. Dann können folgende Maßnahmen und Fördermöglichkeiten gezielt eingesetzt werden:

- Planmäßige Unterweisung → Begleitung
- Anleitung und Beratung → Coaching, Supervision
- Aufgabenwechsel → andere Aufgaben
- Aufgabenerweiterung → neue Aufgaben
- Aufgabenbereicherung → verantwortungsvollere Aufgaben
- Gruppen-/Projektarbeit → Beteiligung/Einflussnahme bei Veränderungen
- Sonderaufgaben → Spezialisierung
- Interne/externe Weiterbildung

Ein wertvolles Instrument sowohl für die Personal- als auch für die Organisationsentwicklung ist das **Mitarbeiterjahresgespräch.** Es bietet einen festen und vertraulichen Rahmen für eine systematische Reflexion und Perspektivenentwicklung. Behandelt werden die Themen Rückblick, Zusammenarbeit und Ausblick. Dabei sollen konkrete Ziele und Maßnahmen vereinbart werden. Es ist wichtig, eine gute Struktur und eine vertrauensvolle Form zu finden, dann erst sind eine aktive Beteiligung und Einflussnahme der Mitarbeiter und eine zielgerichtete Veränderung möglich. Was als Mitarbeiterjahresgespräch auf persönlicher Ebene erfolgt, kann auch in ähnlicher Form als Teamreflexion stattfinden. So können Ziele gemeinsam entwickelt und aufeinander abgestimmt werden.

Ein häufig schwieriges Thema ist der **Umgang mit Konflikten.** Umso notwendiger ist es, sich hierzu bereits im Vorfeld Gedanken zu machen. Zum einen, um zu entscheiden, wann ein Konfliktgespräch wirklich ansteht, zum anderen, um dieses sorgfältig vorzubereiten. Dazu ist es hilfreich, sich einen Leitfaden oder eine Checkliste zu erstellen, die dann im jeweiligen Fall zur Vorbereitung des Gespräches genutzt werden kann. Hierzu ein paar zentrale Aspekte:

- Analyse des Konfliktes: Wer ist beteiligt? Was ist das Thema bzw. der Anlass? Welche Sichtweisen gibt es?
- Gesprächsvorbereitung (ggf. schriftlich): Einstieg/Small Talk; Einleitung: Welches Problem soll warum geklärt werden? Offene Fragen, Fragen nach Hintergründen, Fragen zur Überprüfung der eigenen Einschätzung formulieren. Mögliche Antworten und Beweggründe der Konfliktpartner vergegenwärtigen. Welche schwierigen Verhaltensweisen könnten die Konfliktpartner zeigen? (Schweigen, Leugnen, Ausweichen usw.) Wie will ich damit umgehen? Was soll das Ergebnis sein? Welche Erwartungen und Wünsche habe ich, und welches Verhalten erwarte ich in Zukunft von den Konfliktpartnern?
- Diskussion und Reflexion der Vorbereitung mit einer Vertrauensperson
- Moderation: ggf. Moderator suchen
- Gespräch vereinbaren, Einladung des bzw. der Konfliktpartner: Thema, Termin, Ort, Dauer, Teilnehmer; Zeitpunkt bewusst wählen
- Rahmenbedingungen schaffen: ungestörter Raum, Sitzverteilung, Getränk, Taschentücher
- Konstruktiver Gesprächsauftakt
- (Gemeinsame) Problemdefinition und Problembeschreibung
- Bedeutung und Konsequenzen, die der Konflikt mit sich bringt, benennen
- Interessen, Ziele, Wünsche der Beteiligten benennen
- Frage nach den Lösungsvorstellungen der Konfliktpartner
- Lösungsalternativen entwickeln
- Darstellung der eigenen Lösungsansätze
- Ggf. Vertagung
- Bewertung der Lösungsansätze
- Vereinbarung, Terminierung des weiteren Verfahrens
- Überprüfung der Konfliktlösung, Abschluss

Auf der Basis der verschiedenen beschriebenen Maßnahmen ist dann die qualitative Seite der **Personaleinsatzplanung** zu bedenken. Es geht darum, die Kompetenzen des jeweiligen Mitarbeiters so einzusetzen, dass sie tatsächlich genutzt werden und gleichzeitig die Interessen der Mitarbeiter zu berücksichtigen. Es ist also wichtig, die fachlichen Kompetenzen, aber auch die Grenzen der Mitarbeiter zu kennen. Dann kann eine Zuordnung zu einem bestimmten Einsatzgebiet oder einer bestimmten Klientel erfolgen. Dabei ist abzuwägen, ob eine Spezialisierung gefördert werden soll oder die Einsatzfähigkeit in verschiedenen Fachbereichen im Vordergrund stehen soll.

Zuordnungen zu bestimmten Einsatzgebieten oder Klienten sind regelmäßig zu hinterfragen und zu überprüfen. Auch wenn der Arbeitsalltag immer wieder erfordert, Personaleinsätze nicht nur fachlich bedingt vorzunehmen, sollte doch ein Grundkonzept verfolgt werden, sowohl um die inhaltliche Qualität über die fachliche Kompetenz direkt zu sichern als auch um über die Mitarbeiterzufriedenheit indirekt die Qualität der Therapieleistung zu fördern.

9.2.1.6 Leitung

Orientierungsfragen:

- Ist die Leitungssituation grundsätzlich geklärt und transparent?
- Welche personellen Ressourcen sind vorhanden?
- Wie werden sie zurzeit eingesetzt?
- Gibt es eine Aufgabenbeschreibung? Sind die Aufgaben, Pflichten und Entscheidungsspielräume geklärt?
- Wie ist die Stellvertretung geregelt?
- Gibt es Unterstützungsmöglichkeiten für die Leitungsperson? Welche?
- Wie und wofür sollen die Ressourcen der Leitung zukünftig eingesetzt werden?
- Welche Themen beschäftigen derzeit die Mitarbeiter, im Positiven wie im Negativen?
- Welches sind die aktuellen/wichtigen/zentralen Themen aus Leitungssicht?
- Grundfrage: Was muss in diesem Teilbereich beschrieben, entschieden und festgelegt werden? Welche Aspekte sind wirklich relevant?

Instrumente/Verfahren:
- Organigramm
- Stellenbeschreibung/Anforderungsprofil Leitung
- Leistungserfassung
- Strategisch ausgerichtete Analyse/Planung von aktuellen und künftigen Anforderungen an die Abteilung bzw. Entwicklungen der Abteilung

Um Leitung verantwortungsvoll, effektiv und effizient wahrzunehmen, ist eine klare Handlungsgrundlage besonders wichtig. Wenn die Zuständigkeiten, Aufgaben und Entscheidungsspielräume nicht geklärt sind, kann Leitung nicht funktionieren. Die hierzu nötigen grundlegenden Instrumente (Organigramm, Stellenbeschreibung, Anforderungsprofil und Leistungserfassung) sind in den vorherigen Abschnitten bereits beschrieben.

Darüber hinaus besteht eine zentrale Aufgabe von Leitung darin, die **aktuellen und künftigen Aufgaben und Entwicklungen** der Abteilung gezielt zu erfassen. Für diese Analyse und die daraus resultierende Planung sind verschiedene Instrumente nutzbar. Zum einen ist es relevant, Themen zu erfassen, die die Mitarbeiter bewegen. Dies kann durch Beobachtung und Hinhören im Arbeitsalltag erfolgen. Es ist aber darüber hinaus sinnvoll, diese Themen aktiv in Einzel- oder Teambesprechungen zu erfragen. Zum anderen muss die Leitung sich gezielte Fragen zu künftigen Entwicklungen stellen und prüfen, ob und welche Relevanz sie für die Abteilung haben. Dazu können folgende Fragen eine Hilfestellung sein:
- Welche Anforderungen und Ziele werden von der Geschäftsführung vorgegeben?
- Welche gesellschaftlichen oder kulturellen Entwicklungen zeichnen sich ab? Hat dies Auswirkungen auf die Klientel oder das Leistungsangebot?
- Gibt es (berufs-)politische Entwicklungen/Veränderungen, die die Therapie beeinflussen werden?
- Gibt es rechtliche Änderungen, die künftig zu beachten sind?
- Welche fachlichen Themen gewinnen an Bedeutung und können auch für den eigenen Arbeitsbereich relevant werden?
- Gibt es technische Veränderungen/Neuerungen, die Einfluss auf Arbeitsinhalte oder Arbeitsabläufe nehmen können?
- Wie ist die ökonomische Entwicklung? Welche Ressourcen gibt es noch? Sind alternative oder ergänzende Finanzierungsformen denkbar?

Zur Beantwortung dieser Fragen ist es notwendig, sich über aktuelle berufspolitische und fachliche Entwicklungen kontinuierlich zu informieren, gezielt Informationen zu den übrigen Themen einzuholen und sich gezielt Informationsquellen (Literatur, Internet, Presse, Fachleute usw.) zu beschaffen.

9.2.1.7 Kommunikation

Orientierungsfragen:

- Mit wem gibt es Kontakt- und Schnittstellen?
- Wie ist der Informationsfluss sichergestellt?
- Welche Besprechungen gibt es, und mit welchem Ziel?
- Sind die Kommunikations- und Entscheidungswege bekannt und akzeptiert?
- Grundfrage: Was muss in diesem Teilbereich beschrieben, entschieden und festgelegt werden? Welche Aspekte sind wirklich relevant?

Instrumente/Maßnahmen:

- Organigramm
- Kontakt-/Schnittstellenübersicht
- Besprechungsübersicht/Dokumentationsraster
- „Info-Ordner"

Das **Organigramm** ist eine bildliche Darstellung der Struktur des Arbeitsbereichs und umfasst eine Zuordnung der Personen. Daraus lassen sich Zuständigkeiten und Verantwortungsbereiche erkennen und Kommunikations- und Entscheidungswege werden transparent. Gerade bei komplexen Einrichtungen ist es wichtig, dass die Beteiligten die Struktur verstehen.

Wichtig ist es auch zu wissen, dass es neben den formalen Strukturen des Organigramms auch immer informelle Strukturen gibt, die sich nicht darstellen lassen, aber u.U. eine große Wirkung haben.

Eine **Kontakt- und Schnittstellenübersicht** geht über ein Organigramm hinaus. Es ist eine Liste, in der systematisch alle Personen und Bereiche benannt werden, zu denen es Kontakte gibt und mit denen gemeinsame Arbeitsbereiche bestehen. Die Art der Zusammenarbeit, die Häufigkeit, der Umfang und der Initiator werden benannt:

Wer ist beteiligt? Worum geht es? Wann bzw. wie häufig? Von wem geht die Initiative aus? Wer ist zuständig?

Wichtig ist auch eine Bewertung, inwieweit dieser Kontakt aktuell zufriedenstellend funktioniert oder ob noch Klärungsbedarf besteht. Bereits bei der Erstellung der Übersicht lassen sich in der Regel die Problembereiche identifizieren und häufig auch die Ursache erfassen.

Es bietet sich an, eine **Übersicht zu den Besprechungen und Gesprächen** zu erstellen. Hier sollten sowohl regelmäßige als auch bedarfsorientierte Gespräche erfasst werden. Beispiele hierfür sind:

- Teambesprechungen
- Visiten und interdisziplinäre Besprechungen
- Anlassbezogene Gespräche
- Reflexionsgespräche
- Fallbesprechungen
- Mitarbeiterjahresgespräche

Auch hier ist es wichtig, dass die Beteiligten und das Ziel benannt werden, es muss klar sein, wer der Verantwortliche ist, aber auch, welche Form der Dokumentation es gibt. Dazu sollte es dann ggf. eine Vorlage geben, damit sichergestellt ist, dass die zentralen Punkte erfasst werden. Dabei geht es um den Nachweis, aber auch darum, aktuell abwesende Mitarbeiter nachträglich zu informieren. Frequenz und Dauer der Besprechungen sind vorab festzulegen.

Eine solche Übersicht ist hilfreich für die Planungen des einzelnen Mitarbeiters und macht deutlich, welches Thema wann welche zeitlichen und fachlichen Ressourcen bindet. So wird eine systematische Planung und Vorbereitung von Besprechungen und Gesprächen ermöglicht, die dann effektiv und effizient geführt werden können.

Insgesamt hat es sich bewährt, einen **„Info-Ordner"** zusammenzustellen, der u. a. die Kontaktstellenübersicht und die Kommunikationsstruktur enthält. Darüber hinaus sind die grundlegenden Verfahren des Arbeitsbereiches darzustellen. Der „Info-Ordner" dient als Nachschlagewerk und als Sammelstelle für Dokumente und Vorlagen. Themen für den Info-Ordner wären z. B.:

- Organigramm
- Arbeitszeitregelungen
- Personaleinsatzplanung (Urlaub, Krankheit, Fortbildung, Überstunden)
- Kommunikationsstruktur (Ansprechpartner, Besprechungen, Kontakte)
- Einarbeitungsverfahren

- Dokumentation
- Arbeitssicherheit (Allgemein, Notfallmanagement, Brandschutz, Gefahrstoffe, Medizinprodukte)
- Hygiene
- Dienstanweisungen und Verfahrensanweisungen
- ggf. Schülerbetreuung
- ggf. Mitarbeitervertretung

9.2.1.8 Marketing (Leistungsdarstellung, Kundenzufriedenheit usw.)

Orientierungsfragen:
- Wer gehört zu meiner Zielgruppe, zu meinen Klienten?
- Gibt es eine zielgruppengerechte Darstellung des Leistungsangebotes?
- Wie wird das Leistungsangebot kommuniziert?
- Gibt es passendes Informationsmaterial?
- Wird die Zufriedenheit der Klienten erfasst?
- Werden Wünsche und Beschwerden erfasst und ist die Bearbeitung und Rückmeldung sichergestellt?
- Gibt es Unterstützung beim Umgang mit „schwierigen" Klienten?
- Wie wird „Klientenorientierung" auch außerhalb des direkten Therapieprozesses realisiert?
- Grundfrage: Was muss in diesem Teilbereich beschrieben, entschieden und festgelegt werden? Welche Aspekte sind wirklich relevant?

Instrumente und Maßnahmen:
- Umfeldanalyse
- Leistungsdarstellung/Infomaterial
- Klientenbefragung
- Beschwerdemanagement

Eine **Umfeldanalyse** bietet die Grundlage, um den Handlungsspielraum, aber insbesondere auch die Einflussfaktoren, die auf den Arbeitsbereich wirken, zu erfassen. Dabei sind folgende Aspekte besonders zu beachten:
- Klienten und Kontaktpersonen, Kooperationspartner
- Konkurrenz und Mitbewerber bzw. Anbieter ähnlicher Leistungen
- Einzugsbereich und Wirkungsbereich
- Leistungsspektrum: aktuell und potenziell; Stärken und Schwächen

- Finanzielle Lage
- Entwicklungen, Perspektiven
- Rechtliche und gesellschaftliche Rahmenbedingungen

Aus der Bewertung der Einflussfaktoren in Bezug auf Beeinflussbarkeit und Veränderbarkeit lassen sich dann die Handlungsstrategien ableiten.

Ein Teil der Umfeldanalyse ist die **Leistungsdarstellung**. Es geht darum, deutlich und öffentlich zu machen, welche Leistungen die Abteilung anbietet. Dabei ist es wichtig, zielgruppenbezogene Informationen bereitzuhalten. Das gilt sowohl für die Auswahl der Inhalte und die Verständlichkeit als auch für die Art der Präsentation. Dabei können verschiedene Medien genutzt werden, z. B. Flyer, interne und externe Infoveranstaltungen, Beratungen, Ansprechpartnersysteme.

Eine Chance bietet auch die **Klientenbefragung**, um die Erwartungen und Rückmeldungen der Klienten systematisch zu erfassen und zu bearbeiten. Auch hier sollte geklärt werden, wer als Klient definiert werden soll. Zunächst gehören sicher die Patienten und ihre Angehörigen dazu, aber auch von den kooperierenden Ärzten und Therapeuten können hilfreiche Hinweise für die Weiterentwicklung der Abteilung kommen. Auf jeden Fall sind bei jeder Form der Befragung auch Ergebnisse zu präsentieren, entweder durch konkrete Veränderungen oder durch gezielte Rückmeldungen, um so die Akzeptanz und Motivation der Befragten zu erhalten.

Entscheidender als eine Befragung ist es aber, sich zu überlegen, wie mit Kritik und Anregungen, die eigenständig an die Abteilung herangetragen werden, umgegangen werden soll. Diese Äußerungen sind besonders wertvoll, sie sollten auf alle Fälle eine Rückmeldung erhalten, auch um ggf. Unmut entgegenzuwirken.

Ein **Ablauf zum Umgang mit Beschwerden** sollte daher festgelegt und den Mitarbeitern nahegebracht werden. Wichtige Punkte sind hier:

- Beschreibung und Dokumentation der Problemsituation und konkreter Anlass
- Weiterleitung zur Bearbeitung an die Leitung
- Überprüfung der Beschwerde und Erfassung der Hintergründe
- Mögliche Veränderungen und Reaktionen überlegen und entscheiden
- Rückmeldung an alle Betroffenen

Zu bedenken ist, dass hinter einer Beschwerde in der Regel mehrere Menschen stehen, die ebenfalls unzufrieden sind, sich aber nicht konkret äußern.

9.2.1.9 Finanzierung

Orientierungsfragen:

- Welche Finanzierungsgrundlagen gibt es?
- Welche Dokumente sind notwendig, um die Finanzierung sicherzustellen?
- Findet eine Abrechnung/Verrechnung der Leistungen statt? Wie ist diese organisiert?
- Grundfrage: Was muss in diesem Teilbereich beschrieben, entschieden und festgelegt werden? Welche Aspekte sind wirklich relevant?

Instrumente und Maßnahmen:

- Prozessdarstellung Dokumentation und Abrechnung/Verrechnung
- Interne Leistungsverrechnung

Für den Erhalt der Abteilung ist es ein unerlässlicher Prozess, die Abrechnung und Verrechnung von Leistungen sicherzustellen. Denn dies ist die Grundlage für die künftige Existenz. Wenn also direkt oder indirekt abrechnungsrelevante Leistungen erbracht werden, müssen sie zum einen dokumentiert und dem jeweiligen Abrechnungs- und Verrechnungsverfahren zugeführt werden. Bei ambulanten Leistungen geht es um die Rezeptbearbeitung. Bei stationären Leistungen kann ein einrichtungsspezifisches Verfahren zur Geltung kommen, z.B. bei DRG-relevanten Leistungen (Komplexcodes) oder im Rahmen der KTL-Erfassung. Hier ist es wichtig, dass dies allen Mitarbeitern transparent ist und sie dies aktiv und verantwortlich in ihrem Arbeitsalltag umsetzen. Ein **Ablaufdiagramm**, das die zentralen und unverzichtbaren Schritte darstellt und zuordnet, bietet hier eine sinnvolle Hilfestellung.

In Kliniken gewinnt aufgrund der Fallpauschalen die Kostenträgerrechnung zunehmend an Bedeutung. Dabei werden dem jeweiligen Patienten bzw. Behandlungsfall alle dazugehörigen Kosten (z.B. für die OP, die Pflegetätigkeiten, die Untersuchungen, die Medikamente und auch die Therapieleistungen) zugeordnet. Dazu ist eine sogenannte **interne Leistungsverrechnung** nötig. Für diese ist es wichtig, nach einer sorgfältigen

Kostenkalkulation unter Einbeziehung von patientenfernen Leistungen, ein Verfahren der Dokumentation der Leistungserbringungen und Verrechnung zu entwickeln. Sinnvoll ist es, dies mit der Leistungserfassung der Abteilung und der Patientendokumentation zu kombinieren oder zu verknüpfen, um Mehrfachdokumentation zu vermeiden.

9.2.2 Therapieprozess

Der Therapieprozess ist der zentrale Prozess in der Ergotherapie und damit von größter Bedeutung. Im folgenden Abschnitt werden ausschließlich Orientierungsfragen zu den verschiedenen Aspekten des Therapieprozesses dargestellt. Die Instrumente sind je nach ergotherapeutischem Modell, Behandlungskonzept oder Methode sehr unterschiedlich und fachspezifisch.

9.2.2.1 Aufnahme/Terminplanung

Orientierungsfragen:

- Nach welchen Kriterien werden die Klienten den Therapeuten zugewiesen?
- Wer legt die Behandlungsfrequenz fest?
- Wie erfolgt die Terminvergabe und wie wird sie mit den Bedürfnissen des Klienten abgestimmt?
- Welche Informationen bekommen die Patienten zu Behandlungsbeginn, z. B. zu Ansprechpartnern, Absageverfahren, Ablauf der Therapie, Mitzubringendes?
- Grundfrage: Was muss in diesem Teilbereich beschrieben, entschieden und festgelegt werden? Welche Aspekte sind wirklich relevant?

9.2.2.2 Befund

Orientierungsfragen:

- Wie läuft die Befunderhebung ab?
- Welche Verpflichtungen sind festgelegt?
- Welche Testverfahren und Assessments kommen zur Anwendung?
- Wie wird der Patient dazu informiert und beteiligt?
- Wie werden die Ergebnisse dokumentiert?
- Mit wem werden die Ergebnisse besprochen? Wem werden sie zur Verfügung gestellt?

- Wie werden die Erwartungen des Klienten erfasst und reflektiert?
- Grundfrage: Was muss in diesem Teilbereich beschrieben, entschieden und festgelegt werden? Welche Aspekte sind wirklich relevant?

9.2.2.3 Behandlung

Orientierungsfragen:
- Gibt es Konzepte und Behandlungspfade?
- Wie werden Behandlungsziele entwickelt?
- Welche Methoden und Medien stehen zur Verfügung?
- Wonach wird der Einsatz von Medien oder Methoden entschieden?
- Wie wird der Klient eingebunden?
- Wie werden die Angehörigen eingebunden?
- Wie wird der Anteil des Klienten am Behandlungsprozess transparent gemacht?
- Wie wird die Motivation des Patienten gefördert?
- Grundfrage: Was muss in diesem Teilbereich beschrieben, entschieden und festgelegt werden? Welche Aspekte sind wirklich relevant?

9.2.2.4 Dokumentation

Orientierungsfragen:
- Welche Anforderungen bzgl. der Dokumentation gibt es (rechtlich und inhaltlich)?
- Was wird wie, von wem und für wen dokumentiert?
- Ist die Dokumentation übersichtlich, klar und verständlich? Wird sie an den Adressaten angepasst?
- Werden die Datenschutzbestimmungen eingehalten?
- Wie erfolgt die Ablage und Archivierung?
- Wie erfolgt die Weitergabe?
- Grundfrage: Was muss in diesem Teilbereich beschrieben, entschieden und festgelegt werden? Welche Aspekte sind wirklich relevant?

9.2.2.5 Evaluation

Orientierungsfragen:
- Wie werden die Behandlungsergebnisse erfasst, gemessen und bewertet?

- Wie erfolgt der Abgleich mit den Zielen?
- Wie wird überprüft, ob es weitergehenden Behandlungsbedarf gibt?
- Wie wird der Klient eingebunden?
- Wie werden andere Beteiligte (Zuweiser, therapeutisches Team usw.) eingebunden?
- Werden (schwierige) Therapieprozesse im kollegialen Team reflektiert oder findet eine Supervision statt?
- War die Auswahl der Behandlungsmedien und -methode angemessen und stimmt die Menge und Dauer der Behandlungseinheiten?
- Grundfrage: Was muss in diesem Teilbereich beschrieben, entschieden und festgelegt werden? Welche Aspekte sind wirklich relevant?

10 Umsetzung des Qualitätsmanagements

Bei der Umsetzung der Qualitätsmanagementmaßnahmen ist allem voran zu beachten und zu bedenken, dass Qualitätsmanagement **Leitungsaufgabe** ist. D.h., Leitung hat hier neben der Vorbildfunktion unbedingt eine koordinierende und strukturierende Aufgabe und Verantwortung. Ohne Unterstützung und Förderung durch die Leitung sind Qualitätsmanagementmaßnahmen nicht oder nur in Teilaspekten realisierbar. Selbstverständlich können und müssen Teilaufgaben delegiert werden. Damit wird auch die aktive Beteiligung der Mitarbeiter sichergestellt. Grundsätzlich müssen sich aber die Personen in leitender Funktion und/oder die Inhaber bzw. Geschäftsführung bewusst sein, dass die grundlegenden Entscheidungen im Zusammenhang mit Qualitätsmanagement von ihnen getroffen und getragen werden müssen.

Im Gegensatz zu der klaren und überschaubaren Grund- und Verantwortungsstruktur der ergotherapeutischen Praxis gibt es für eine Ergotherapieabteilung innerhalb einer Einrichtung verschiedene grundlegende **Modelle der Umsetzung** des Qualitätsmanagements.

Als Ergotherapieabteilung innerhalb einer Einrichtung, die Qualitätsmanagement in ihrem Bereich durchführen möchte, ist es wichtig, zu klären, wie die Geschäftsführung dazu steht und welchen Handlungsspielraum die Leitung der Abteilung hat bzw. bekommt. Abgesehen von der inhaltlichen Ausrichtung macht allein der zeitliche Aufwand es nötig, die Zustimmung der Einrichtungsleitung einzuholen. Denn insbesondere in der Anfangsphase wird ein zeitlicher Mehrbedarf entstehen, der zulasten der üblichen Arbeitsinhalte geht bzw. gehen kann. Auf inhaltlicher Ebene ist zudem zu klären, ob die Ziele des Qualitätsmanagements mit den Unternehmenszielen konform gehen. Deshalb ist es notwendig, der Geschäftsführung ein Konzept für Qualitätsmanagement vorzulegen, dessen Nutzen auch aus Sicht der Geschäftsführung nachvollziehbar und plausibel ist. Im Verlauf ist hier dann auch eine regelmäßige Information zum Stand der Entwicklungen nötig.

Wenn keine Unterstützung durch die Geschäftsführung erfolgt, sind die Möglichkeiten für Qualitätsmanagement sehr begrenzt. Es kann ausschließlich innerhalb des Entscheidungsspielraums der Leitung erfolgen und unterliegt damit in der Regel engen Grenzen. Die Motivation der Mitarbeiter müsste sehr hoch sein, da viele Problembereiche, die identifiziert werden, aufgrund der engen Grenzen für Veränderungen nicht bearbeitet werden können. Dies gilt umso mehr, je mehr Schnittstellen der Arbeitsbereich hat, denn an denen endet spätestens der Einfluss der Leitung. Hier stellt sich die Frage, ob es nicht sinnvoller ist, eher gezielte einzelne Projekte anzugehen, die indirekt auch qualitätsverbessernde Bedeutung haben.

Möglicherweise gibt es aber auch ein einrichtungsübergreifendes Qualitätsmanagementsystem und Zertifizierungsverfahren, an dem sich die Ergotherapie als Teil der Einrichtung beteiligt. Sie ist quasi von einem Qualitätsmanagementsystem betroffen, dass sie nicht auswählen oder beeinflussen kann. So oder so werden bestimmte Dinge nun von der Abteilung eingefordert werden, die möglicherweise für die Abteilung an sich wenig hilfreich sind. Hier ist es dann wichtig zu prüfen, wie diese Dinge nutzbringend umgesetzt werden können und ob und wie bereichsspezifisch ergänzende Maßnahmen getroffen werden können. Es ist wichtig, diese in Einklang mit dem vorhandenen System zu bringen. Dieses Vorgehen bedeutet in der Regel eine besondere Herausforderung an die Motivation der Mitarbeiter, weil ein noch höheres Maß an Engagement gefordert ist.

Neben einem Konzeptentwurf, der die Grundlage einer Entscheidung für (oder gegen) ein kontinuierliches Qualitätsmanagement ist, ist es notwendig, für die Etablierung und kontinuierliche Umsetzung eines Qualitätsmanagementprozesses bereits im Vorhinein eine entsprechende Planung und Struktur zu schaffen. Gerade dieser Prozess ist zu komplex, um ihn ohne Gesamtkonzept der Entwicklung zu überlassen. Daher ist – unabhängig davon, ob ein gesamtes Qualitätsmanagementsystem umgesetzt werden soll oder ein bereichsspezifisches Konzept im Vordergrund steht – die einrichtungsspezifische **Entwicklung und konkrete Beschreibung des geplanten Qualitätsmanagementprozesses** (ähnlich wie ein Projektplan im Projektmanagement) notwendig. In dem Zusammenhang muss geklärt werden:

- Wer ist verantwortlich?
- Wer ist beteiligt?
- Wer muss noch informiert werden?
- Welche Ziele sollen verfolgt werden?
- Welche Ressourcen werden notwendig?

- Welche Voraussetzungen müssen noch geschaffen werden?
- Wie erfolgt die Umsetzung?
- Welche zentralen Aufgaben gehören dazu?
- Welcher Zeitplan wird zugrunde gelegt?
- Wie und wann werden die (Zwischen-)Ergebnisse überprüft?
- Wie soll die Kommunikation erfolgen?
- Wo kann ggf. Unterstützung eingeholt werden?
- Wann ist die Etablierungsphase abgeschlossen?
- Wie soll die kontinuierliche Fortführung gestaltet werden?

Dieser Plan dient somit als Leitfaden der Umsetzung und macht auch deutlich, welche Ressourcen und Voraussetzungen benötigt werden und wie Maßnahmen ablaufen können und sollen. Auch wenn es im Verlauf der Umsetzung zu Planungsanpassungen kommen wird, so ist es doch notwendig, eine Basis zu haben, die für Orientierung sorgt und als Reflexionshilfe dient.

Bei der Umsetzung des Qualitätsprozesses gibt es vier grundlegende Schritte (s.a. Kap. 2.4).

Es beginnt mit der **Zielformulierung**. Was sind die Aufgaben der Einrichtung bzw. Abteilung? Welche Aspekte gehören dazu? Was sind Kernaufgaben und welches sind unterstützende Tätigkeiten? Woran wird sich feststellen lassen, ob und wie die Ziele erreicht worden sind?

Es folgt die **Ist-Analyse**. Dort wird die aktuelle Situation, das aktuelle Verfahren beschrieben (Wie werden die einzelnen Aufgaben aktuell umgesetzt? Wer macht was und auf welche Weise?). Wenn es darum geht, den Ist-Zustand zu erfassen und Prozesse zu beschreiben, ist es wichtig, ein praktikables Maß an Differenziertheit zu finden. Es beginnt mit der Überlegung, welches die zentralen und wichtigen Rahmenbedingungen und Prozesse sind. Welche Informationen und Schritte sind relevant und hilfreich und wo gibt es Freiräume in der Gestaltung und Umsetzung? Bei komplexen Organisationen, die viele Kontaktstellen zu anderen Bereichen aufweisen, ist es wichtig, gerade diese Kontaktstellen zu identifizieren und hier für Klarheit der Zuständigkeiten zu sorgen. Denn insbesondere dann, wenn es kein bereichsübergreifendes Qualitätsmanagement gibt, sind Veränderungen über den eigenen Arbeitsbereich hinaus nur wenig oder indirekt zu erreichen. Entsprechend erfolgt über die Erfassung der Kontaktstellen eine Beschreibung der Rahmenbedingungen und des

Handlungsspielraums für den eigenen Arbeitsbereich. Dies ist die Grundlage für alle weiteren Überlegungen.

Als nächster Schritt erfolgt die **Überprüfung** der Verfahren und Ergebnisse mit dem Ziel, Verbesserungspotenziale zu erfassen. Um eine Überprüfung vornehmen zu können, ist es wesentlich, sich bereits auf der Ebene der Zielformulierung Gedanken gemacht zu haben, wie und woran die Erreichung der Ziele festgemacht werden soll. Gibt es konkrete Kennzahlen, wie z. B. die Anzahl der Behandlungen oder der Umfang der patientenfernen Tätigkeiten? Oder gibt es eine systematische Erfassung der Beschwerden oder Kritik? Werden Rückmeldungen von Klienten oder Zuweisern erfasst oder gar eingeholt? Hat sich das Aufgabenfeld im Laufe der Zeit verändert (neue Klientengruppe, Bettenabbau, mehr ambulante Patienten usw.)? Wenn zur Erhebung des Verbesserungspotenzials Befragungen von Klienten, Mitarbeitern oder kooperierenden Bereichen durchgeführt werden, sollten diese auch über die Ergebnisse und daraus resultierende Veränderungen informiert werden. Wichtig ist es auch, einen geeigneten Fragenkatalog zu entwickeln, der es den Befragten erleichtert, konkrete Beispiele und Ideen für eine Verbesserung und Veränderung zu benennen. Darüber hinaus kann die Erhebung auch in Form eines Workshops erfolgen, in dem das Thema mithilfe verschiedener Methoden betrachtet und bearbeitet werden kann. Und letztlich kann auch ein Vergleich mit anderen Einrichtungen (Benchmarking) Hinweise auf Verbesserungspotenzial geben.

Nach der Erfassung des **Verbesserungspotenzials** ist zu entscheiden, welche Maßnahmen Priorität bekommen sollen und wie sie konkret umgesetzt werden. Daraus ergeben sich dann ggf. eine Anpassung der Ziele und ggf. Aufgaben der Einrichtung. Damit startet die nächste Runde im Qualitätsmanagementprozess.

Wie schon hervorgehoben, haben die **Mitarbeiter** für eine erfolgreiche Umsetzung des Qualitätsmanagements eine sehr hohe Bedeutung. Dabei sind insbesondere zwei Aspekte von Belang: die **Kompetenz** und die **Motivation.** Als Grundlage für eine konstruktive Beteiligung am Qualitätsprozess und eine reflektierte Umsetzung der Maßnahmen ist es wichtig, dass alle Beteiligten über Ziel und Umsetzung gut informiert sind. Möglicherweise ist für bestimmte Aufgaben auch eine Schulung notwendig oder sinnvoll.

Aus Leitungssicht wird mindestens noch ein Mitarbeiter benötigt, der ebenfalls über gute Kenntnisse zum Qualitätsmanagement verfügt und auch koordinierende Aufgaben übernehmen kann. Dies ist notwendig, um eine Vertretungsperson zu haben, um Aufgaben delegieren zu können und um intern jemanden zu haben, der den Gesamtprozess auch kritisch reflektieren kann.

Für die Motivation der Mitarbeiter ist darauf zu achten, dass ihnen der konkrete und praktische Nutzen der Qualitätsmanagementmaßnahmen klar ist (s.a. Kap. 4). Nur mit einer wirklichen Akzeptanz der Mitarbeiter und einem daraus resultierenden Engagement kann eine tatsächliche Qualitätsentwicklung erzielt werden.

> „Qualitätsentwicklung kann man nicht verordnen, sondern diese gemeinsame Unternehmensphilosophie, diese gegenseitige Verlässlichkeit und Transparenz im täglichen Tun, in den einzelnen Positionen hat die größte Chance zur Entwicklung (...) einer hohen Fachlichkeit und Professionalität" (Hummel et al. 2004, S. 46).

Es ist wichtig, den Mitarbeitern eine aktive Beteiligung zu ermöglichen und auch eigene Aufgaben- und Verantwortungsbereiche und damit Handlungsspielräume festzulegen.

Das Thema Qualitätsmanagement kann ganz unterschiedliche Reaktionen bei Mitarbeitern hervorrufen. Es wird Mitarbeiter geben, die sich recht vorbehaltlos für das Thema begeistern können und sich konstruktiv und kreativ beteiligen. Es wird aber auch Mitarbeiter geben, die schon negative Erfahrungen mit dem Thema Qualitätsmanagement gemacht haben, denn gerade unter dem Deckmantel des Qualitätsmanagements werden häufig unliebsame Veränderungen legitimiert. Entsprechend verhalten sich diese Mitarbeiter möglicherweise nicht nur abwartend, sondern sind gar nicht bereit, sich für dieses Thema zu engagieren oder blockieren gar direkt oder indirekt.

Darüber hinaus wird es Mitarbeiter geben, die mit Ängsten und Sorgen auf die Veränderungen reagieren. Möglicherweise erzeugen auch die Aufforderung zur Beteiligung und damit verbundenen Erwartungen Ängste. Manche Mitarbeiter werden unter der Überschrift des Qualitätsmanagements versuchen, alles Mögliche zu verändern und möglicherweise eigene Vorteile herauszuziehen.

Die Beteiligung von Mitarbeitern im Rahmen des Qualitätsmanagements stellt an die Leitung hohe Anforderungen der Mitarbeiterführung. Wichtig ist es daher, für Information und Transparenz zu sorgen, Überzeugungsarbeit zu leisten und Klarheit in Bezug auf die Aufgabe und den Spielraum herzustellen.

Qualitätsmanagement soll zielgerichtet sein. Trotzdem ist darauf zu achten, dass ausreichend Zeit für Veränderung gegeben wird und nicht zu viel auf einmal verändert wird. Zögerliche Mitarbeiter sollten insbesondere bei konkreten, praxisnahen Themen mit einbezogen werden und Verantwortung für überschaubare Aufgaben erhalten.

Sorgen oder kritische Einschätzungen in Bezug auf Veränderungsmaßnahmen sollten thematisiert werden können.

Es ist auch zu überlegen, wie **Klienten** in den Prozess der Qualitätsverbesserung mit eingebunden werden können, denn ihre Rolle und ihr Einfluss im Rahmen des Leistungsprozesses, also der Therapie, sind von großer Bedeutung. Ihre Erwartungen und ihre Bereitschaft bzw. Fähigkeit zur Beteiligung am Leistungsprozess sind in Bezug auf die Ergebnisqualität wichtige Faktoren.

Es gilt zu beantworten:

- Wer ist mein Klient?
- Wer sind die Kooperationspartner?
- Welche Erwartungen haben die Klienten?
- Wie kann man diese Erwartungen z. B. über gezielte Befragungen oder innerhalb des Therapieprozesses thematisieren und reflektieren?
- Welche von den Klienten leicht zu beurteilenden Rahmenbedingungen (Terminvergabe, Pünktlichkeit, Erreichbarkeit des Therapeuten usw.) sind wichtig für das grundlegende Wohlbefinden?
- Was ist entscheidend für die Beurteilung des Therapieergebnisses?

Bei einer Beteiligung der Klienten ist besonders darauf zu achten, dass diese über daraus resultierende Veränderungen informiert werden bzw. dass sie diese wahrnehmen können. Denn mit einer Beteiligung sind auch Erwartungen an Veränderungen verbunden. Auch wenn etwas nicht verändert wird oder werden kann, muss dies kommuniziert werden, da ansonsten die Glaubwürdigkeit sinkt. Dies sollte man sich vor einer Befragung bewusst machen und sich überlegen, wie die Ergebnisse transparent gemacht werden können.

Der Qualitätsmanagementprozess ist, da er auf Dauer angelegt ist, gegenüber einigen Einflussfaktoren besonders anfällig. Sich dieser **Einflussfaktoren** bewusst zu werden und hier ggf. steuernd und strukturierend einzugreifen, ist wichtig.

Von besonderer Bedeutung ist das Thema **Zeit.** So ist neben einem Gesamtzeitplan für das Qualitätsmanagement ein verbindliches und regelmäßiges Zeitkontingent für die Bearbeitung von Qualitätsmanagementthemen festzulegen und verbindlich einzuhalten. Ansonsten werden die Anforderungen des Alltags nicht ausreichend Raum für eine kontinuierliche Qualitätsentwicklung geben.

Besprechungen sollten ebenfalls inhaltlich und methodisch gut vorbereitet werden. Besonders die Themen Innovation und Reflexion können nur dann zielorientiert bearbeitet werden. Unvorbereitete Besprechungen verschwenden Zeit und Energie, sie reduzieren die Motivation und führen zu wenig Ergebnissen. Auch müssen am Ende jeder Besprechung die Ergebnisse und die damit verbundenen Aufgaben klar herausgearbeitet und verteilt werden. Hier ist besonders die Leitung gefragt. Gegebenenfalls sollte daher das Thema Projektorganisation und Gestaltung von Arbeitsgruppen ein Fortbildungsthema für die Leitung sein, um neben Hintergrundwissen auch konkrete Methoden für die Umsetzung zu erlernen.

Einen weiteren wichtigen Schritt stellt der Umgang mit und die Umsetzung von **Veränderungen** dar. Neben der Tatsache, dass Veränderungen häufig eher negativ erlebt werden, sollte bedacht werden, dass sie in der Regel auch eine Veränderung von Gewohnheiten bedeuten. Aus ergotherapeutischer Sicht sind die Bedeutung von Gewohnheiten und die Problematik ihrer Veränderung bekannt, werden aber in der Regel nicht auf Veränderungsprozesse im eigenen Arbeitsbereich bezogen. Um Veränderungen erfolgreich umzusetzen, hilft es, wenn konkrete Dinge zu Erinnerung oder zur Anwendung zur Verfügung stehen. Hinweisschilder, Checklisten, Ordnungssysteme, räumliche Änderungen u. Ä. können unterstützend für die tatsächliche und dauerhafte Veränderung eingesetzt werden. Ggf. ist auch eine Kontrolle der Umsetzung notwendig und vielleicht ist auch mal ein Belohnungssystem hilfreich. Es sollte also auch der Veränderungsprozess geplant werden und vereinbart werden, wie mit Fehlern umzugehen ist.

Ein Aspekt, der für die Kontinuität von Qualitätsmanagementmaßnahmen wichtig ist, ist die Schaffung von Kontrollmechanismen. Sie dienen der **Evaluation**, der Überprüfung des Prozesses und der ggf. damit verbundenen Neuordnung oder Neuausrichtung. Dies kommt besonders dann zum Tragen, wenn die Etablierungsphase abgeschlossen ist und die Stabilisierungsphase eintritt. Mit Beginn der Stabilisierungsphase verringert sich in der Regel der Aufwand, um den Qualitätsmanagementprozess fortzuführen, dennoch müssen auch hier entsprechende Strukturen geschaffen werden, die für Verbindlichkeit und Verlässlichkeit sorgen.

Neben der oben beschriebenen inhaltlichen Überprüfung der Qualitätsmanagementmaßnahmen und der Ableitung der daraus folgenden

Veränderungen geht es hier darum, den Prozess als solchen – sozusagen von oben, aus einer Metaebene – zu betrachten und zu bewerten. Sind angewandtes Verfahren und Struktur hilfreich und führen sie zu den gewünschten Ergebnissen? Was hat sich als nützlich und praktikabel erwiesen, und wo ist es problematisch? Qualitätsmanagement findet so auf zwei Ebenen statt: einmal die konkrete Frage nach den Verbesserungen in der Arbeit und zum anderen die Reflexion des Verfahrens, sozusagen eine Qualitätsüberprüfung des Qualitätsmanagementprozesses. Letzteres ist in der Regel Aufgabe bzw. Sinn einer Zertifizierung. Neben der inhaltlichen Realisierung geht es darum, festzustellen, wie Qualitätsmanagement umgesetzt wird und wie der Prozess abläuft und sichergestellt wird. Intern lässt sich eine Evaluation des Qualitätsmanagementprozesses aber in der Regel durch eine strukturierte, fragengeleitete Reflexion umsetzen. Hier einige Anregungen:

- Was hat sich bisher durch das Qualitätsmanagement verändert?
- Wie hoch war der Aufwand?
- Wie zufrieden sind die Mitarbeiter mit den Ergebnissen?
- Wie zufrieden sind die Klienten mit den Ergebnissen?
- Welche Abläufe, Verfahren und Methoden zu Entwicklung und Planung der Qualitätsmanagementmaßnahmen waren hilfreich und praktikabel?
- Was soll fortgeführt werden?
- Was ist auf der Strecke geblieben? Warum?
- Was ist der persönliche Eindruck der Mitarbeiter?
- Gibt es Wünsche und Ideen für das weitere Vorgehen?

„Tue Gutes und rede darüber!" Dieser Spruch hat im Zusammenhang mit Qualitätsmanagement eine besondere Berechtigung. Dabei geht es nicht nur darum, eine positive Außenwirkung zu erzielen und sich als Einrichtung bzw. Abteilung bestmöglich zu präsentieren. Auch wenn ein positives Image wichtig und in der Regel auch ein Ziel von Qualitätsmanagement ist, sollte der Prozess zielgerichtet und systematisch **kommuniziert** werden.

Auf diese Weise wird dafür gesorgt, dass alle Mitarbeiter auf dem gleichen und aktuellen Informationsstand sind. Die Darstellung von (Zwischen-)Ergebnissen und die bewusste Wahrnehmung von Erfolgen motivieren für die nächsten Schritte und Aufgaben. Selbst die Thematisierung von Durststrecken oder Misserfolgen führt dazu, dass Veränderungen gemeinsam in Angriff genommen werden können.

Auch gegenüber der Geschäftsleitung ist eine regelmäßige Auskunft über Stand und Verlauf des Qualitätsmanagements entscheidend. So kann die Abteilung als engagiert und konstruktiv von der Geschäftsführung wahrgenommen werden und daraus kann sich eine Wertschätzung entwickeln. Damit ist es in der Regel leichter, die Unterstützung durch die Geschäftsführung zu erhalten oder Entscheidungen zugunsten der Abteilung zu erreichen. In Bezug auf die Geschäftsführung ist es wichtig, dass immer wieder deutlich wird, dass die Maßnahmen des Qualitätsmanagements mit den Zielen der Geschäftsführung konform sind und diese unterstützen.

Letztlich ist es auch nötig, angrenzende Arbeitsbereiche zu informieren, insbesondere über (geplante) Veränderungen, aber auch um an den Schnittstellen ggf. gemeinsam weiterarbeiten zu können. Diese Kommunikationsaufgabe wird in weiten Teilen durch die Leitung zu realisieren sein. Hier gilt es immer wieder sorgfältig abzuschätzen, was und wie viel, zu welchem Zeitpunkt an wen weitergegeben werden soll. Eigeninitiative ist gefragt, um nicht nur auf Ereignisse oder Anfragen reagieren zu müssen.

Die Durchführung und Umsetzung des Qualitätsmanagements ist eine komplexe und kontinuierliche Aufgabe. Um ein funktionsfähiges Qualitätsmanagementsystem zu erreichen, bedarf es von vornherein gründlicher Überlegungen und Planungen. Die Leitungspersonen tragen hierbei eine besondere Verantwortung und benötigen spezielles Wissen und hohe Kompetenzen gerade im Bereich der Mitarbeiterführung.

Qualitätsmanagement beinhaltet vielfältige Chancen – deshalb lohnt es sich, zu überlegen, wie und in welchem Umfang sie für die Einrichtung bzw. Abteilung Qualitätsmanagementmaßnahmen umgesetzt werden können.

11 Abkürzungsverzeichnis

AEV	Verband der Arbeiterersatzkassen
BAR	Bundesarbeitsgemeinschaft für Rehabilitation
BÄK	Bundesärztekammer
BDPK	Bundesverband deutscher Privatkliniken
BG	Berufsgenossenschaft
BGSW	Berufsgenossenschaftliche stationäre Weiterbehandlung
BHV	Bundesarbeitsgemeinschaft der Heilmittelverbände
DEKV	Deutscher evangelischer Krankenhausverband
DIN EN ISO	Deutsches Institut für Normung, Europäisches Komitee für Normung, Internationale Organisation für Standardisierung
DGUV	Deutsche Gesetzliche Unfallversicherung
DKG	Deutsche Krankenhausgesellschaft
DQS	Deutsche Gesellschaft zur Zertifizierung von Managementsystemen
DPR	Deutscher Pflegerat
DR	Deutsche Rentenversicherung
DRG	Diagnosis related group
DVE	Deutscher Verband der Ergotherapeuten
EFQM	European Foundation of Qualitymanagement
EQR	Exzellente Qualität in der Rehabilitation
GBA	Gemeinsamer Bundesausschuss
GKV	Gesetzliche Krankenversicherung
GOÄ	Gebührenordnung der Ärzte
ICF	Internationale Klassifikation der Funktionsfähigkeit, Behinderung und Gesundheit
IMI	Institut für medizinische Informationsverarbeitung
IQH	Institut für Qualitätssicherung in der Heilmittelversorgung
IQMG	Institut für Qualitätsmanagement im Gesundheitswesen
IQMP	Integriertes Qualitätsmanagementprogramm
KKVD	Katholischer Krankenhausverband Deutschland
KTL	Klassifikation therapeutischer Leistungen
KTQ	Kooperation für Transparenz und Qualität im Krankenhaus
KVP	Kontinuierlicher Verbesserungsprozess
MDK	Medizinischer Dienst der Krankenkassen
MDS	Medizinischer Dienst der Spitzenverbände der Krankenkassen

OPS	Operationen- und Prozedurenschlüssel
PKV	Private Krankenversicherung
QM	Qualitätsmanagement
QS	Qualitätssicherung
SGB	Sozialgesetzbuch
TQM	Total Quality Management
VdAK	Verband der Angestelltenkrankenkassen
WHO	Weltgesundheitsorganisation
ZVK	Zentralverband für Krankengymnastik

Literatur

BAR (2005): Rehabilitation und Teilhabe – Wegweiser für Ärzte und andere Fachkräfte der Rehabilitation, Köln

Bruhn, Manfred (1997): Qualitätsmanagement für Dienstleistungen, Berlin

Bruhn, Manfred (2008): Qualitätsmanagement für Dienstleistungen, Berlin

DGUV (2006): Anforderungen zur Beteiligung an Rehabilitationskliniken an der BGSW für Verletzungen des Stütz- und Bewegungsapparates, Berlin

DGUV (2008): Berufsgenossenschaftliche stationäre Weiterbehandlung (BGSW), http://www.dguv.de/landesverbaende/de/med_reha/bgsw, 30.03.2008

DIN (1995): DIN EN ISO 8402: Qualitätsmanagement und Qualitätssicherung – Begriffe, Berlin

DVE (2004): Indikationskatalog Ergotherapie, Idstein

DVE (2008): Stellenbeschreibungen für die Ergotherapie, Karlsbad-Ittersbach

DVE (2008): Ergotherapie in der ambulanten Rehabilitation – psychische und psychosomatische Erkrankungen – Leistungsbeschreibung nach ICF, Karlsbad-Ittersbach

EFQM (2003): Excellence einführen, Brüssel

Gans, Mathias (2004) in: Miesen, Maria, Hrsg: Berufsprofil Ergotherapie 2004, Idstein

Gutmann, Joachim/Klose, Ina (2005): Personalentwicklung, München

Haeske-Seeberg, Heidemarie (2008): Handbuch Qualitätsmanagement im Krankenhaus, Stuttgart

Hellmann, Wolfgang (2002): Klinische Pfade, ecomed Verlagsgesellschaft, Landsberg/Lech

Hoeth, Ulrike/Schwarz, Wolfgang (2002): Qualitätstechniken für die Dienstleistung, München

Hölzle, Christina (2006): Personalmanagement in Einrichtungen Sozialer Arbeit, Weinheim/München

Hummel, Ulrich, Hrsg. (2004):Qualitätssicherung durch Selbstevaluation – Arbeitshilfen aus der Praxis für die Praxis der Sozialen Arbeit, Freiburg

Knon, Dieter/Goerig, Robert-Matthias (2004): Qualitätsmanagement in der Pflege, München

Knon, Dieter/Groß, Horst/Lobinger, Werner (2005): Qualitätsmanagement in Krankenhäusern, München

Kolkmann, Friedrich Wilhelm (2002): „KTQ und andere Zertifizierungsverfahren" Referat anlässlich der Verleihung des Qualitätsförderpreises Gesundheit 2002 Baden-Württemberg am 18.12.2002; www.gesundheitsforum-bw.de 15.07.2005

Merchel, Joachim (2001): Qualitätsmanagement in der Sozialen Arbeit – Lehrbrief WBS Sozialmanagement FH Münster

Merchel, Joachim (2003): Einführung in das Studium – Lehrbrief WBS Sozialmanagement FH Münster

OPS 2009 (2008): Operations- und Prozedurenschlüssel – Internationale Klassifikation der Prozeduren in der Medizin; www.dimdi.de

Riegl, Gerhard F. (2000): Krankenhausmarketing und Qualitätsmanagement – Großes Handbuch für das Erfolgsmanagement in Hospitälern, Augsburg

Rosenstiel, Lutz von/Regnet, Erika/Domsch Michael, Hrsg. (2003): Führung von Mitarbeitern, Stuttgart

Rychlik, Reinhard (1999): Gesundheitsökonomie und Krankenhausmanagement, Stuttgart

Stenzel, Thilo (2004) in: Miesen, Maria Hrsg: Berufsprofil Ergotherapie 2004, Idstein

WHO (1991): Weltgesundheitsorganisation – Regionalbüro für Europa: Ziel zur „Gesundheit für alle", Aktualisierte Zusammenfassung September 1991, Kopenhagen

Ziegenbein, Klaus (2001): Kompakttraining Controlling, Ludwigshafen

ZVK (2005): Info-Mappe für Leitende Physiotherapeuten, Köln

Internetadressen

www.vdek.com
Verband der Ersatzkrankenkassen (Kostenträger), u. a. Informationen zu Verträgen zur ambulanten Ergotherapie und ambulanten Rehabilitation

www.dguv.de
Deutsche Gesetzliche Unfallversicherung (Kostenträger), u. a. Informationen zur BGSW

www.bundesrecht.juris.de
Bundesministerium der Justiz
u. a. alle Sozialgesetzbücher online

www.awmf-online.de
Arbeitsgemeinschaft der Wissenschaftlichen Medizinischen Fachgesellschaften e.V., hier werden alle medizinischen (ärztlichen) Leitlinien veröffentlicht

www.degam.de
Deutsche Gesellschaft für Allgemeinmedizin und Familienmedizin, u.a. Leitlinien

www.deutsche-rentenversicherung.de
Deutsche Rentenversicherung (Kostenträger), u. a. KTL, (Prozess)Leitlinien

www.aezq.de
Ärztliches Zentrum für Qualität in der Medizin,[1] u. a. Informationen zu Leitlinien

www.versorgungsleitlinien.de
Programm für Nationale Versorgungsleitlinien,[2] u. a. Leitlinien

www.dimdi.de
Deutsches Institut für Medizinische Dokumentation und Information, u. a. OPS, ICF

http://drg.uni-muenster.de
Medizincontrolling/DRG Research Group des Universitätsklinikums Münster, u. a. Informationen zu den DRGs & ein Webgrouper

www.dgq.de
Deutsche Gesellschaft für Qualität, u. a. Information zum QM-System und zur QM-Zertifizierung

---

1 Gemeinsame Einrichtung von Bundesärztekammer (BÄK) und Kassenärztlicher Bundesvereinigung (KBV)

2 Bundesärztekammer, Kassenärztliche Bundesvereinigung, Arbeitsgemeinschaft der Wissenschaftlichen Medizinischen Fachgesellschaften

www.efqm.org
Informationen zum EFQM-System und -Verfahren in englischer Sprache

www.deutsch-efqm.de/download/Grundkonzepte-2003.pdf
deutschsprachige Basisinfo EFQM

www.ktq.de
Kooperation für Transparenz und Qualität im Gesundheitswesen, u. a. Information zum KTQ-System und zur KTQ-Zertifizierung

www.procum-cert.de
proCum Cert GmbH, u. a. Information zum proCum Cert-System und zur proCum Cert-Zertifizierung

www.qs-reha.de
QM[3]-Verfahren für Reha-Kliniken der gesetzlichen Krankenversicherungen, u. a. Information zum QS-Reha-System einschließlich der dazu verwendeten Instrumente

www.iqmp.de
Institut für Qualitätsmanagement im Gesundheitswesen GmbH[4], u. a. Information zum IQMP-System

www.deutsche-rentenversicherung-bund.de
Deutsche Rentenversicherung (Bundesebene) u. a. Information zum Reha-QS-Verfahren einschließlich der dabei verwendeten Instrumente

www.bgw-online.de
Informationen zum ergänzenden QM-Modul für Arbeitssicherheit der Berufsgenossenschaften[5]

www.iqhv.de
Institut für Qualitätssicherung in der Heilmittelversorgung e.V., QM-System für Heilmittelpraxen

www.bundesärztekammer.de
Bundesärztekammer, u. a. Leitlinien, GOÄ

www.bmas.de
Bundesministerium für Arbeit und Soziales

www.bmg.bund.de
Bundesministerium für Gesundheit

---

3 Qualitätssicherung medizinische Rehabilitation
4 100%-ige Tochter des Bundesverbandes Deutscher Privatkliniken e.V.
5 Berufsgenossenschaft für Gesundheitsdienst und Wohlfahrtspflege (Serviceportal)